U0295250

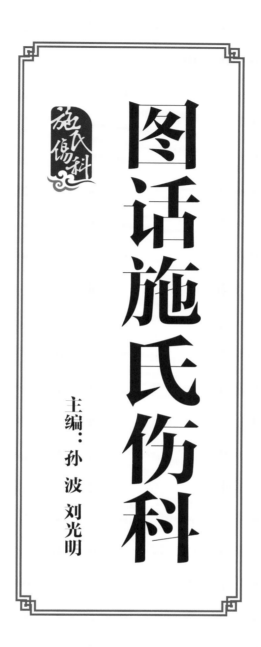

图话施氏伤科

主编：孙波 刘光明

上海交通大学出版社
SHANGHAI JIAO TONG UNIVERSITY PRESS

内容提要

本书采用图片为主的方式，整理了施氏伤科发展过程中的部分老照片，内容包括证照/证书、手稿、新老物件、书法题词、房屋建筑、荣誉奖励、自制制剂和诊疗技法等。全书共约330张图片，分为16章，力求反映施氏伤科各个不同时期的发展状况，呈现施氏伤科历代传承人的学术成就，以及对中医药文化传承的贡献。

本书适合广大骨伤及中医爱好者及非遗文化从业人员阅读。

图书在版编目（CIP）数据

图话施氏伤科 / 孙波，刘光明主编. — 上海：上海交通大学出版社，2023.3

ISBN 978-7-313-28265-1

Ⅰ.①图… Ⅱ.①孙…②刘… Ⅲ.①中医伤科学–中医临床–经验–中国–近现代 Ⅳ.①R274

中国国家版本馆CIP数据核字〔2023〕第039454号

图话施氏伤科
TUHUA SHI SHI SHANG KE

主　　编：孙　波　刘光明

出版发行：上海交通大学出版社　　　　　　地　　址：上海市番禺路951号

邮政编码：200030　　　　　　　　　　　　电　　话：021-64071208

印　　制：上海颛辉印刷厂有限公司　　　　经　　销：全国新华书店

开　　本：889mm×1194mm　1/16　　　　印　　张：6.25

字　　数：107千字

版　　次：2023年3月第1版　　　　　　　　印　　次：2023年3月第1次印刷

书　　号：ISBN 978-7-313-28265-1

定　　价：98.00元

序

　　施氏伤科源于清代道光年间江苏省海门县施镇仓，历经五代家族传承，业精于内外伤科。1938 年，因抗日战争爆发，施氏伤科第四代传人施源亮、施源昌兄弟举家迁入上海，先后于建国中路 65 弄以及建国中路 143 号、海防路等开业行医，至第五代施维智先生达到了空前的高度，誉列"上海伤科八大家"之一。其后，在上海市名中医、国务院特殊津贴专家吴云定主任的带领下，施氏伤科疗法被带到了新的高度。1995 年，施氏伤科成为上海市医学领先专业医疗特色专科。近 20 年来，在陈建华主任和孙波主任的带领下，施氏伤科的同仁们不断挖掘、整理、传承和发展，使施氏伤科先后成为上海市中医临床重点学科，上海中医药大学硕士研究生培养点，2011 年入选第三批上海市非物质文化遗产保护项目名录，2021 年入选第五批国家级非物质文化遗产保护项目名录。

　　为了更好地反映施氏伤科历代传承人的学术经验和施氏伤科的学术成就，以及对中医药文化的贡献，我们特别整理了近百年施氏伤科的一批老照片、证照 / 证书、手稿、老物件、书法题词、房屋建筑、荣誉奖励、自制制剂和诊疗技法等，进行分门别类的编辑，以期能更全面地阐释施氏伤科疗法的精髓，以及历代传承人及门人的贡献。

　　限于编者的水平，在内容编排、照片选用、统稿经验等方面的不足，以及部分照片拍摄的水平有限，照片来源多样，竭诚希望阅览此书的同道们多多批评指正！此外，对照片的提供者和实物拍摄者一并致以崇高的敬意！

编者

2022.12.28

编 辑 委 员 会

目　录

一、施氏伤科渊源

　　施氏伤科是中医骨伤科的一大流派，肇始于清代道光年间江苏海门的施镇仓，融传统武术整骨手法与中医内治调理方法、外敷中药于一体，具有中医骨伤科独特的诊治方法，至今已历 180 余年。

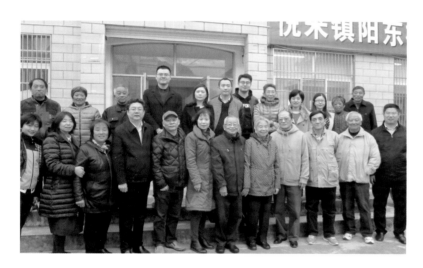

◁ 图 1-1　施氏伤科寻根团与江苏海门市悦来镇的居民合影

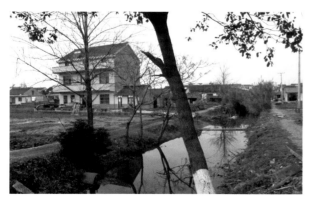
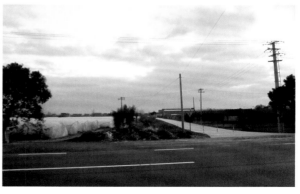

△ 图 1-2　施氏家族及诊所原址在江苏省海门市悦来镇阳东村附近，现已被政府修葺成高速公路，方便行人过往

第一代——施镇仓，从宋锡万老师处学得拳术和理伤技术，用以问世，后又与少林寺拳师郭九皋结为莫逆之交，互相切磋，尽得其传，开创了施氏伤科流派之源。

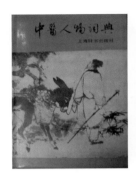

施镇仓　清伤科医生。江苏海门人。道光（1821—1850）年间从宋锡万学拳艺及理伤之术，后又与少林寺拳师郭九皋结交，相互琢磨，尽得其传。以执业伤科名噪南通一带。子端葵、简如等继其业。

◀ 图1-3 《中医人物词典》中施镇仓简介

第二代——端葵、墨香、简如、兴葵弟兄四人，均承家业，勤于临床，进一步发展了家学。

第三代——施秀康（1860—1919），从叔父施简如处学得拳术和理伤，又师从于外科名医郁灿先生，遂以伤、外科悬壶乡里，进一步丰富了施氏伤科内外结合、分期论治的学术思想。

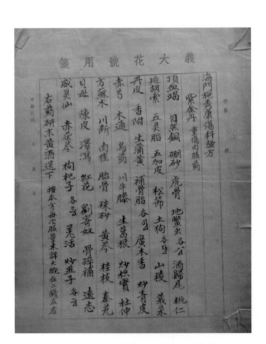

施秀康　清末伤科医生。江苏海门人。祖传伤科。从叔简如学拳术及理伤技法，又从名医郁灿习外科，遂执伤、外科医业，在南通一带颇享声誉，就诊者众。子源亮，亦精伤、外科。

▲ 图1-4　施秀康简介　　　　　　▲ 图1-5　义大花号用笺载施秀康验方

第四代——施源亮（1886—1962）、施源昌（1888—1959）兄弟，自幼家学伤、外科，进一步丰富了施氏伤科的理论和临证经验。抗战爆发后，携家人至上海法租界行医。

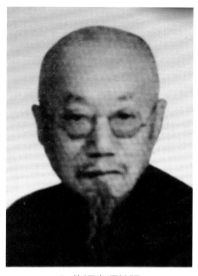

A. 施源亮证件照

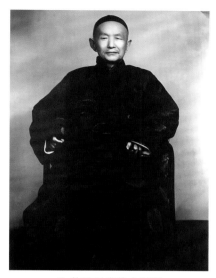

B. 施源昌坐位全身照

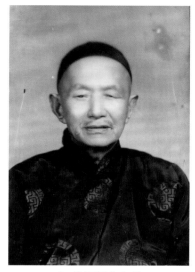

C. 施源昌半身照

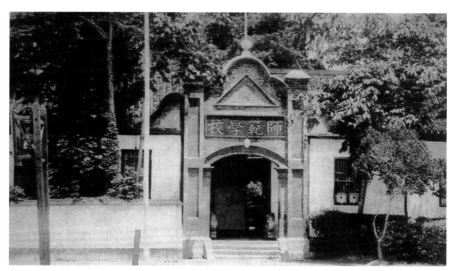

D. 通州师范学校旧照

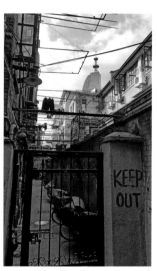

E. 原建国中路65弄住址
（施源昌家）

▲ 图1-6　施家第四代人物照片等

　　第五代——施维智（1917—1998），随其父施源昌学医，善钻研，每逢疑难重症，均能转危为安，故医声广传，求诊者日增。及至抗战胜利，已崭露头角，迈向海上名医之林。从此，奠定了施氏伤科誉列江南"伤科八大名家"之林。新中国成立前，在上海法租界（今黄浦区建国中路143号）开设诊所，1956年公私合营，1958年转入重庆南路卢湾区南洋医院（现上海交通大学医学院附属瑞金医院卢湾分院），1985年创办了香山路上的卢湾区香山中医医院，悬壶济世，培育桃李。

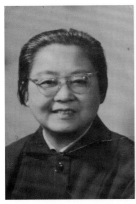 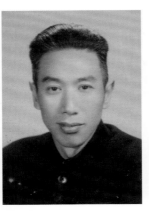 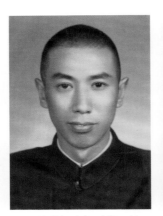 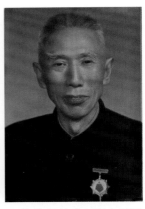

A. 施维智夫人朱琬如（工作于卢湾区打浦桥地段医院）

B. 施维智青年时期照片

C. 施维智中年时期照片

D. 施维智获"上海市劳动模范"时的照片

⋀ 图 1-7　施维智夫妇照片

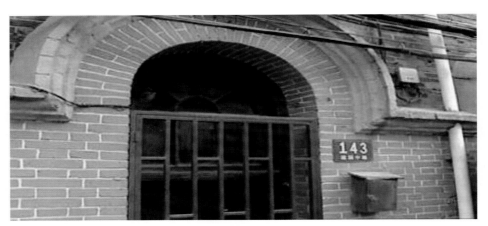

A. 旧址：建国中路 143 号

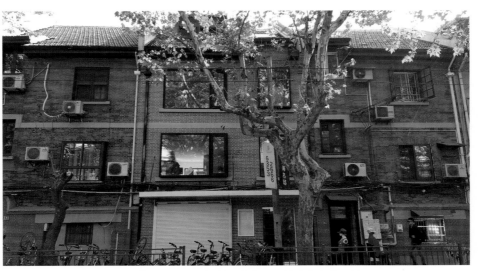

B. 现状：于 2010 年前后出售，现被改为商业用途

⋀ 图 1-8　施维智开业行医处

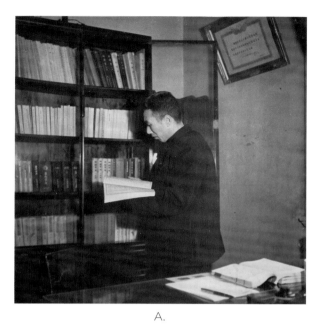

A.

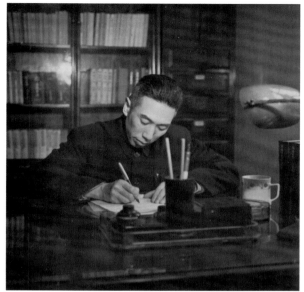

B.

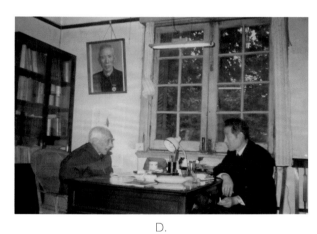

C.

D.

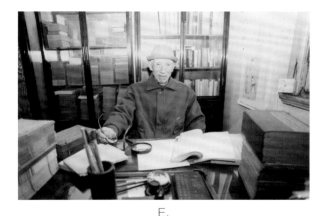

E.

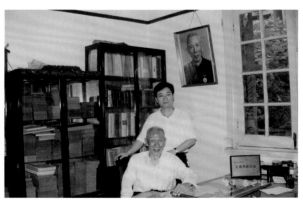

F.

▲ 图 1-9 施维智在不同时期于建国中路 143 号寓所书房中的照片

　　施维智的书房名为"养和斋"，匾额由著名书画家王个簃书写，挂在书房东壁正中。旁边挂着两幅名人字画：一幅是王个簃 1976 年 85 岁时，根据毛主席《水调歌头·重上井岗山》词句书赠的小篆题词"世上无难事，只要肯登攀"；另一幅是书画家钱君陶 83 岁时画的小红花，上书"只恐夜深花睡去，故烧高烛照红妆"。南壁挂着诸乐三（著名国画家，师从吴昌硕）的画作，题款是"纵横潇洒扬清风"。

（一）施维智先生证照、处方笺、病史原件、印章等

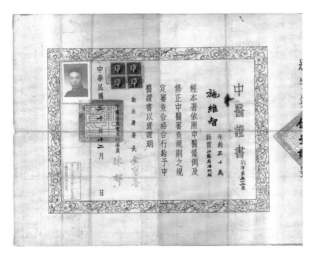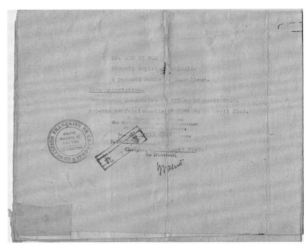

▲ 图 1-10　1941 年 12 月中华民国卫生署颁发的中医证书，背面是法文简介及图章

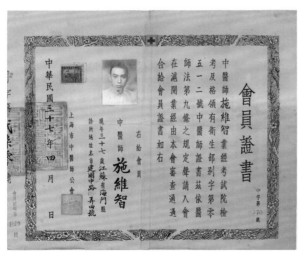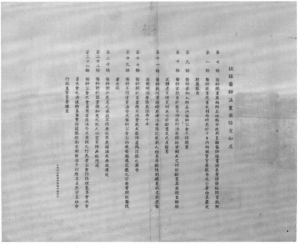

▲ 图 1-11　1948 年 4 月上海市中医师公会颁发的会员证书及诊所地址（建国中路 65 弄 4 号），背面是医师法重要条文摘录

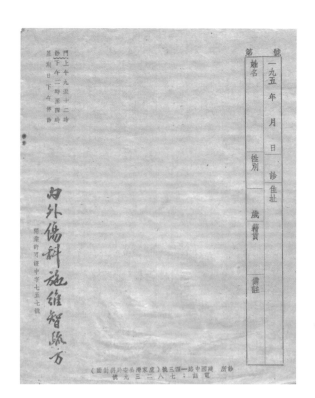

● 图 1-12　1950 年代初，施维智行医的处方笺原件（上面的"内外伤科施维智疏方"为著名书画家王个簃所题，当时施维智先生在内、外、伤科均有涉及）

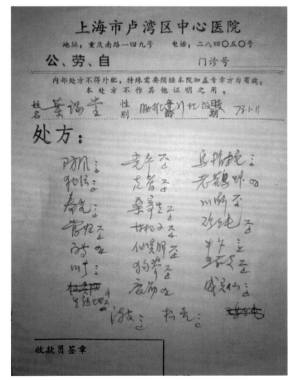

A. 1973 年，施维智在上海市卢湾区中心医院为患者开具的处方

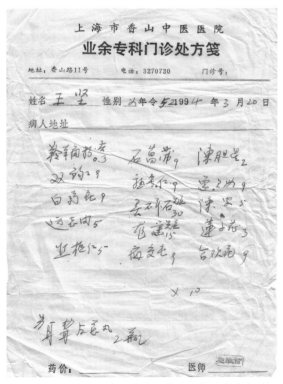

B. 1994 年，施维智在上海市香山中医医院业余专科门诊为患者开具的处方

● 图 1-13　施氏的处方

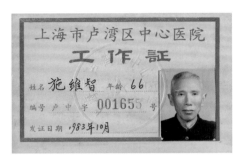

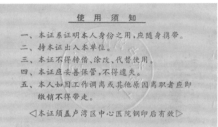

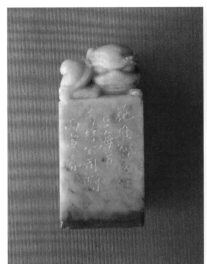

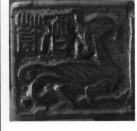

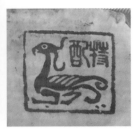

施维智医师　上海市药材公司赠 丙寅春

⌃ 图 1-14　施维智于上海市卢湾区中心医院的工作证正反面

⌃ 图 1-15　1986 年，上海市药材公司赠送的施维智先生配药专用印章

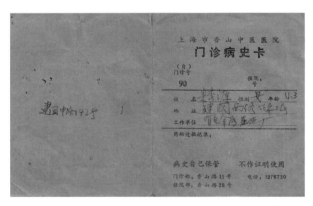

⌃ 图 1-16　1992 年，施维智先生书写的病史原件

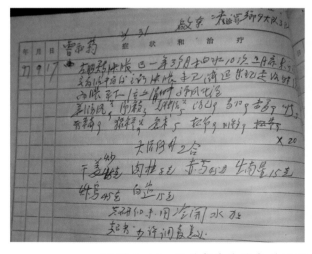

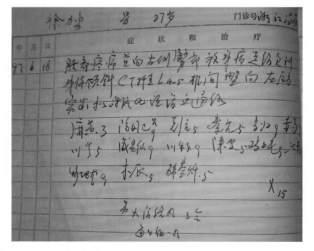

⌃ 图 1-17　施维智先生晚年（1997 年）仍旧为患者诊病，亲自书写病史

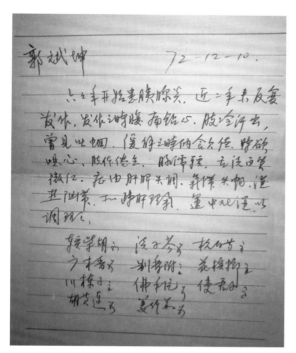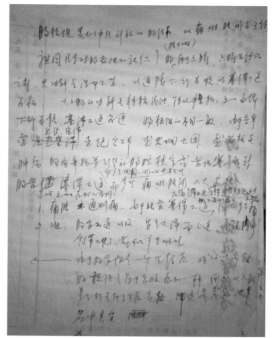

△ 图 1-18　1960—1970 年代，施维智先生所诊患者中的胰腺炎和肠梗阻患者病历

（二）施维智先生 1950—1980 年代图片汇总

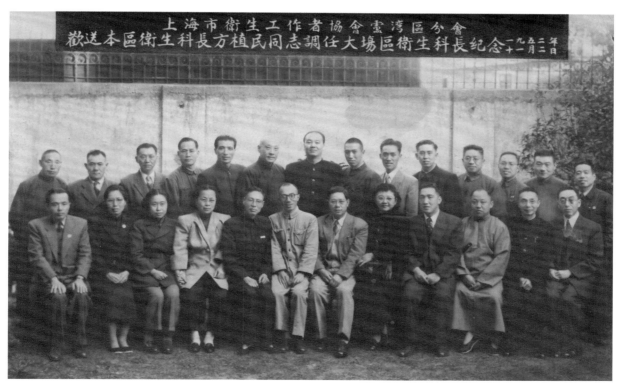

△ 图 1-19　1952 年 11 月 2 日，上海市卫生工作者协会卢湾区分会欢送本区卫生科长方植民同志调任大场区卫生科长纪念（后排右七为施维智）

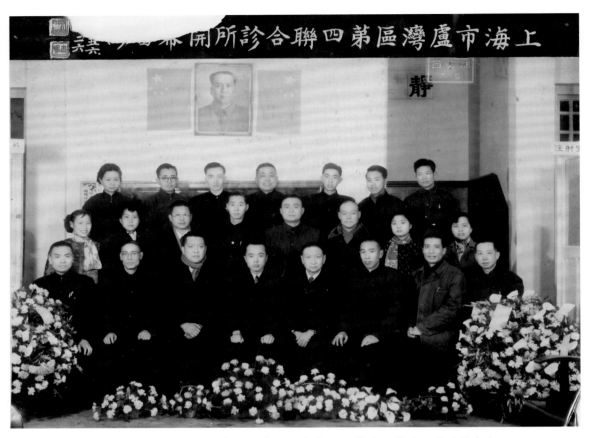

△ 图1-20 1956年，卢湾区第四联合诊所开幕（一排右三为施维智）

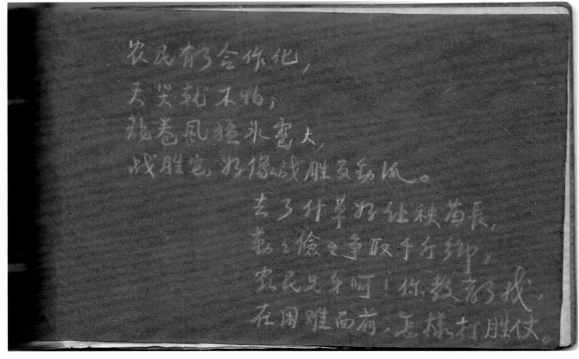

△ 图1-21 1957年6月，上海市政协浙江省灾区慰问团，施维智先生感言手迹

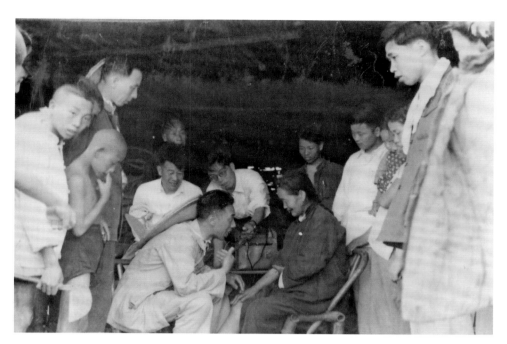

▲ 图 1-22　1957 年，施维智先生为 61 岁女患者诊治

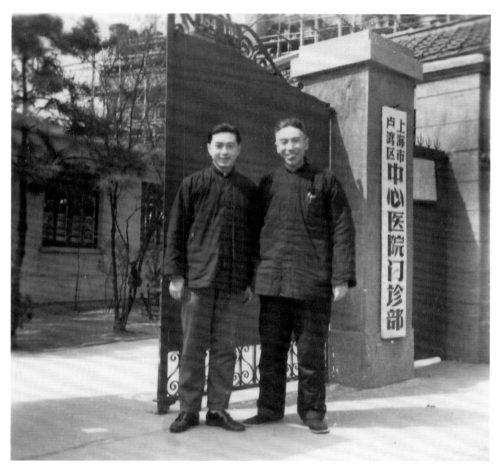

▲ 图 1-23　1960 年，施维智与黄震西于卢湾区中心医院门诊部的合影

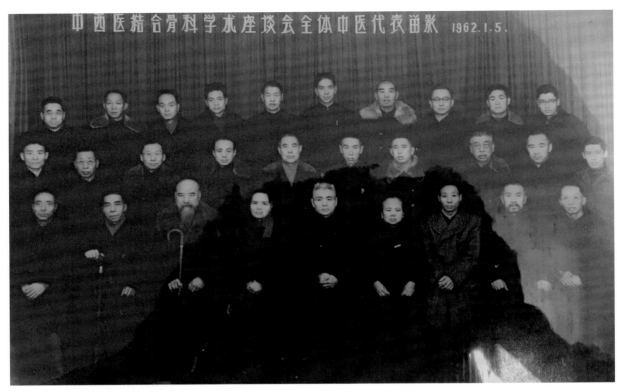

▲ 图 1-24　1962 年 1 月 5 日，中西医结合骨科学术座谈会（第二排右五为施维智，右四为李国衡）

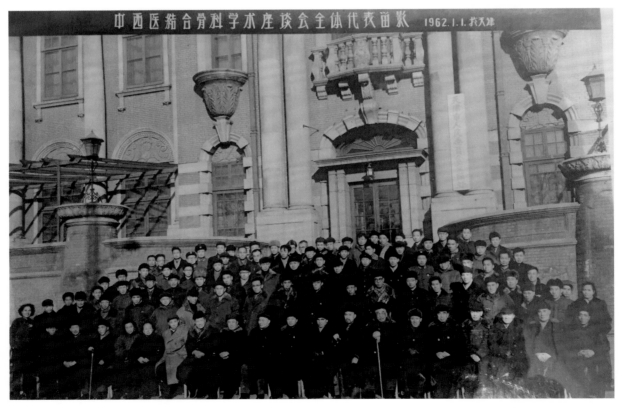

▲ 图 1-25　1962 年 1 月 1 日，中西医结合骨科学术座谈会（天津）全体代表留影

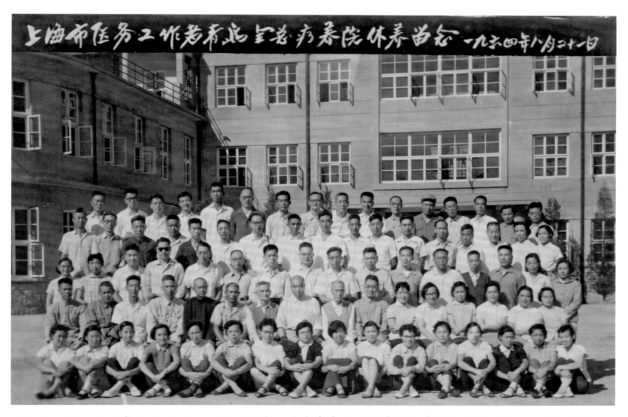

⚠ 图 1-26 1961 年 10 月 5 日，上海市医务工作者来杭州屏风山疗养院休养留影（最后排右八为施维智）

⚠ 图 1-27 1964 年 8 月 21 日，上海市医务工作者青岛全总疗养院休养留念（第二排左四为施维智）

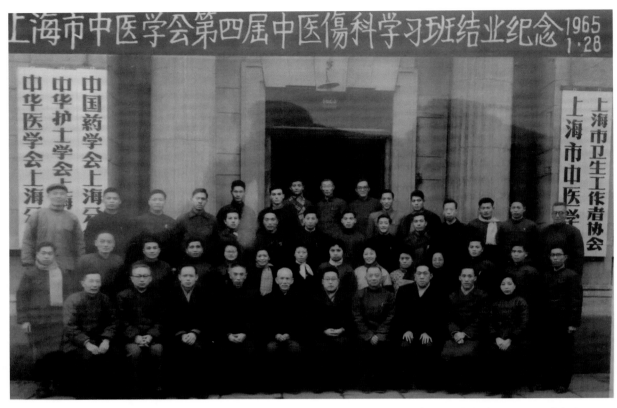

▲ 图 1-28　1965 年 1 月 28 日，上海市中医学会第四届中医伤科学习班（前排左四为施维智）

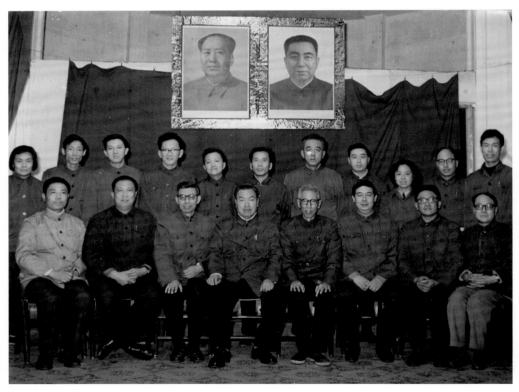

▲ 图 1-29　1977 年，天津中医学会代表团来卢湾区中心医院参观做学术交流时留影

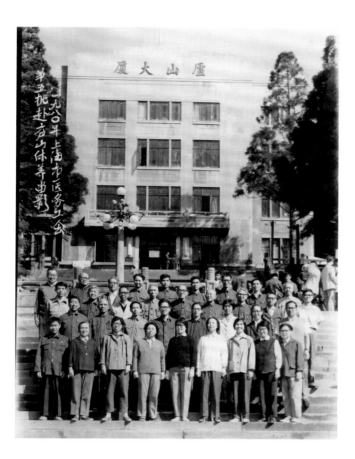

图 1-30　1980 年，上海市医务工会第五批赴庐山休养留影（三排左四为施维智）

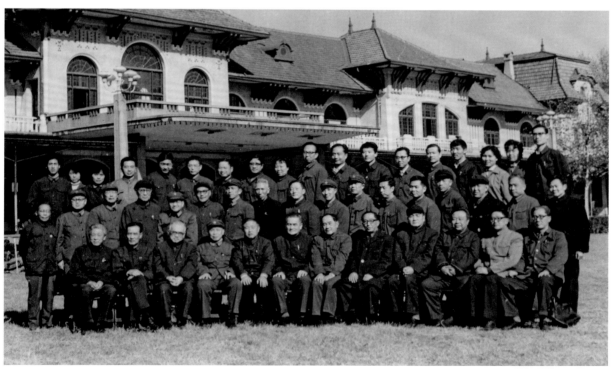

图 1-31　1980 年 11 月 23 日，于上海科学会堂，中华医学会上海分会人体软组织研究会学术交流大会座谈会合影（第二排左八为施维智）

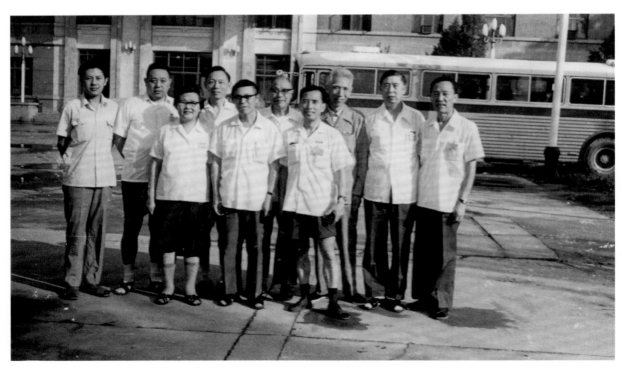

⌃ 图1-32 1981年1月,上海中医学会伤科进修班结业合影(二排右4为施维智,右1为吴诚德,右2为李国衡)

⌃ 图1-33 1983年2月,出席金门伤科学会交流会上海代表合影(前排中间者为夏少农;后排右二为李国衡,右三为施维智,左一为陈志文,左二为曲克服)

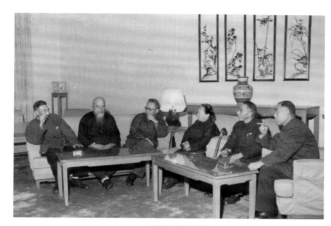

A. 座谈会现场

B. 学会名单，其中施氏伤科施维智为顾问，陈志文为秘书部秘书

 图 1-34　1986 年，中华全国中医学会骨伤科学会第一届委员会委员及顾问、各部负责人名单

二、医院变革及伤科研究室

　　1956年，公私合营后，施维智先生进入了上海卢湾区第四联合诊所。1958年进入了卢湾区南洋医院，随后，逐步开始收徒授业，培养桃李。期间单位名称几经变革，

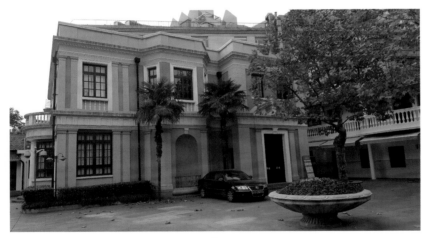

A.

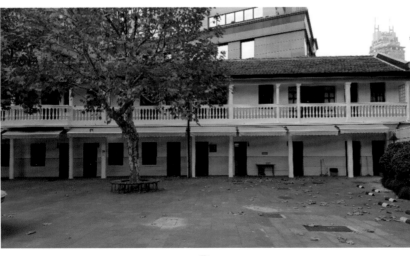

B.

◀ 图 2-1　1985 年前，施氏伤
科在卢湾区中心医院的旧址

历经上海市卢湾区中心医院、上海市公费医疗第一门诊部。1985 年 12 月，上海市香山中医医院创办，同时期亦创办了伤科研究室。2014 年，上海黄浦、卢湾二区合并，遂改称上海市黄浦区香山中医医院并延续至今。

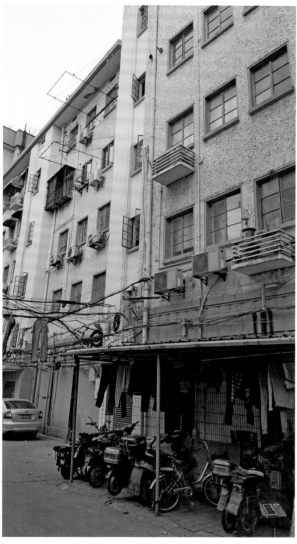

▲ 图 2-2　重庆南路上海市公费医疗第一门诊部旧址

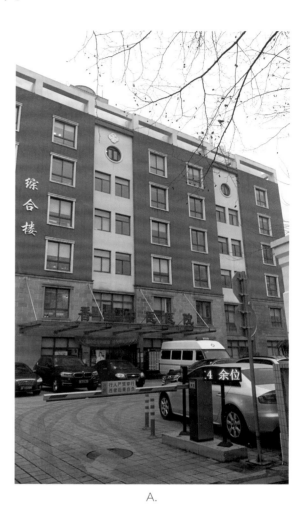

A.

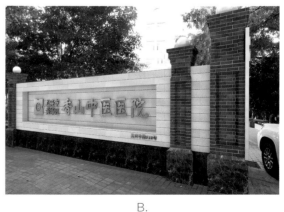

B.

▲ 图 2-3　2006 年后，香山中医院位于复兴中路 528 号的现址

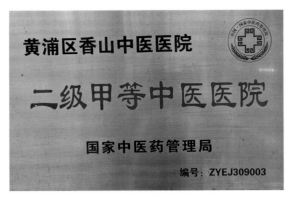

△ 图 2-4　二级甲等中医医院铭牌

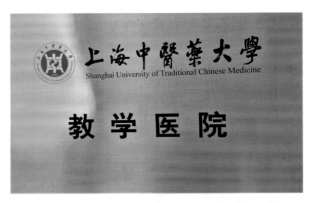

△ 图 2-5　上海中医药大学教学医院铭牌

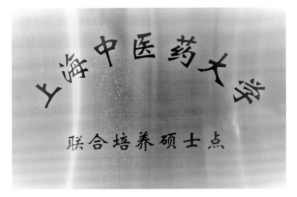

△ 图 2-6　骨伤科为上海中医药大学硕士研究
　　　　　生培养点

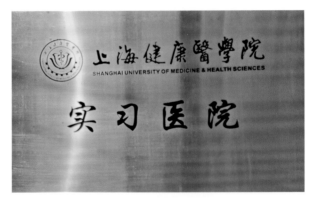

△ 图 2-7　医院为上海健康医学院的实习医院

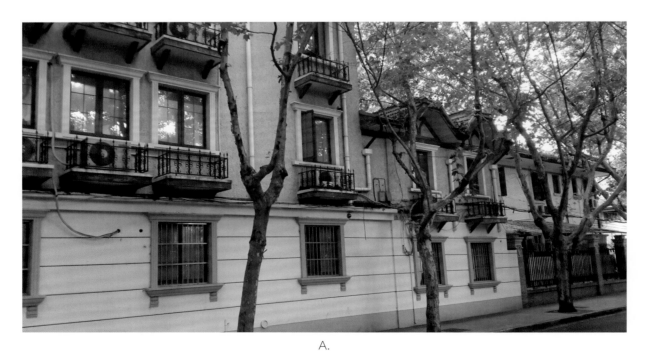

A.

△ 图 2-8　"伤科研究室"先后在香山中医医院 1 号楼的二楼和三楼办公

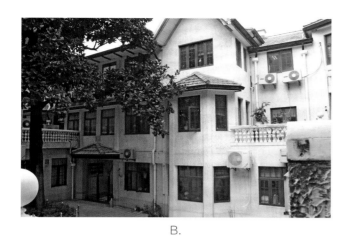
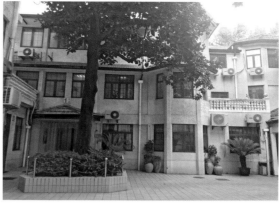

B.　　　　　　　　　　　　　　　　　　C.

⚠ 图 2-8（续）　　"伤科研究室"先后在香山中医医院 1 号楼的二楼和三楼办公

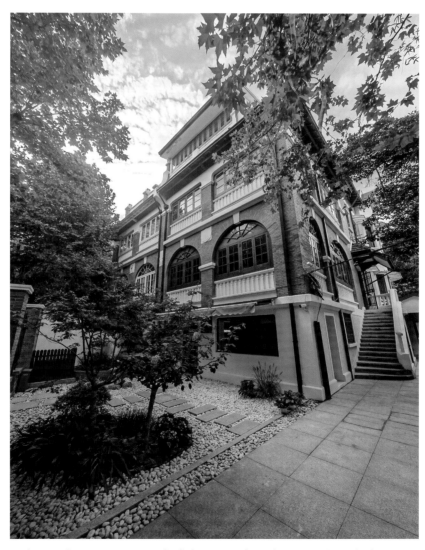

⚠ 图 2-9　施氏伤科文化展示厅，于 2022 年建成，位于复兴中路 510 号三楼（该处 1950 年代为上海市
医学化验所第一分所，与刘海粟故居毗邻）

三、施氏伤科早期讲稿、论文手稿及油印稿等

　　在施氏伤科 180 余年的发展历程中，对中医理、法、方、药进行了传承和发展，积累了一批治疗方案和医案，通过讲稿、论文手稿和油印稿的形式留存，为后人的进一步研究夯实了基础。

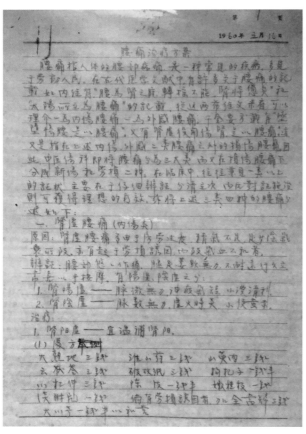

A. 　　　　　　　　　　　B.

● 图 3-1　1960 年 3 月 16 日的"腰痛治疗方案"手稿（A）和"胸壁挫伤治疗方案"手稿（B）

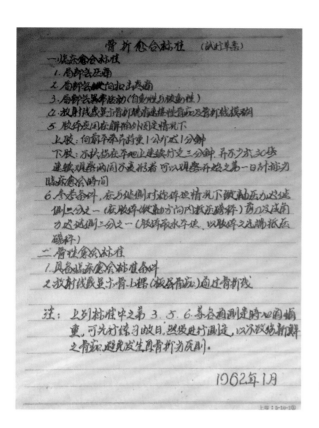

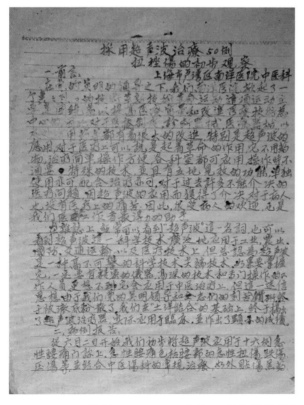

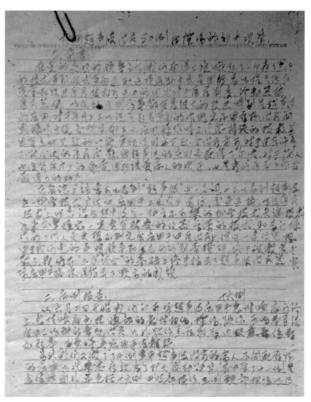

◀ 图 3-2　1962 年 1 月，骨折愈合标准（试行草案）手稿

▲ 图 3-3　1960 年代，"采用超声波治疗 50 例扭挫伤的初步观察"论文手稿
　　（当时的单位名称为卢湾区南洋医院，为不同医生的手迹）

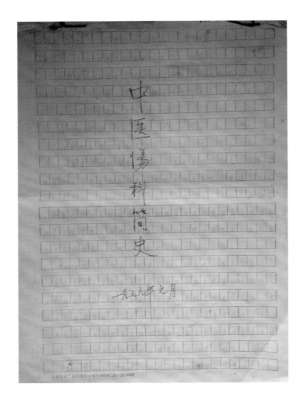

● 图 3-4　1979 年元月，施维智《中医伤科简史》论文手稿

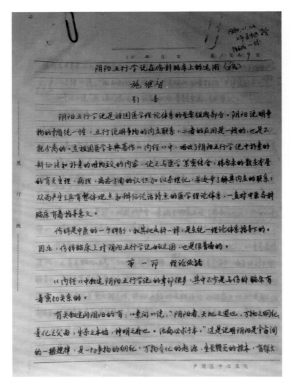

A. 1980 年 11 月 12 日，施维智《阴阳五行学说在伤科临床上的运用》手稿

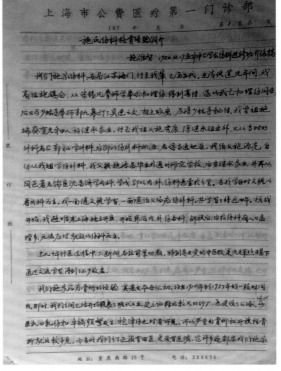

B. 1980 年 12 月 17 日，施维智在上海市中医学会伤科进修班上的讲稿手稿（使用的稿纸是 1970 年代，上海市公费医疗第一门诊部抬头的）

▲ 图 3-5　施维智讲稿手稿

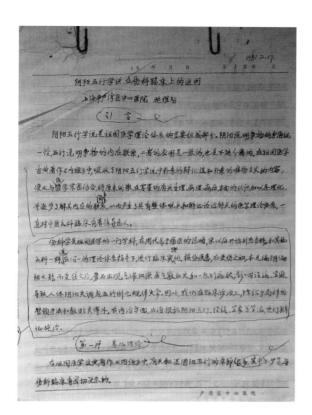

◀ 图 3-6　1981 年 2 月 17 日，施维智《阴阳五行学说在伤科临床上的运用》修改稿手稿

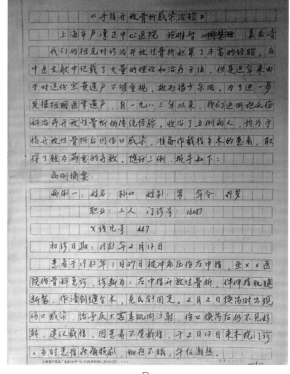

A.

B.

▲ 图 3-7　1980 年代，陈志文《关节内骨折 70 例治疗报告》手稿（A）；施维智、袁益清《手指开放骨折感染经验》手稿（B）

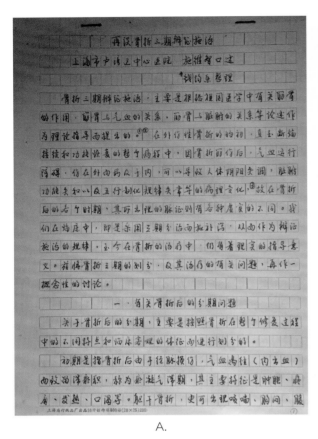
A.

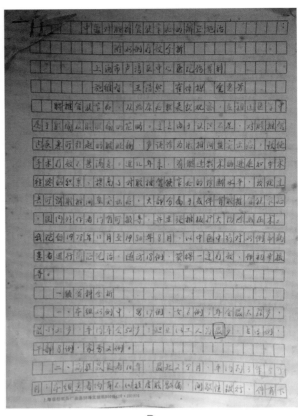
B.

⋀ 图 3-8　施维智口述、钱钧乐整理的《再谈骨折三期辨证施治》手稿（A）；施维智、王浩然、崔仲樑、金惠芳的《中医对腰椎管狭窄症的辨证论治》手稿（B）

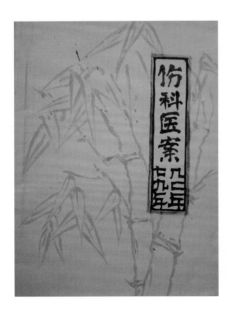

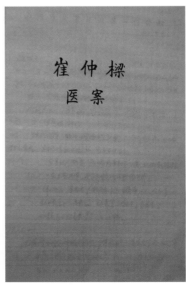

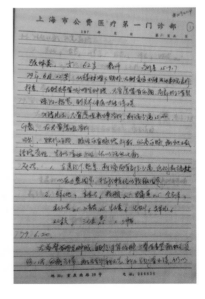

⋀ 图 3-9　1979—1980 年，施氏伤科陈志文、崔仲樑、金惠芳、金仲英、陈慧珍、石晶明、沈增康、周慧怡等撰写的医案手稿

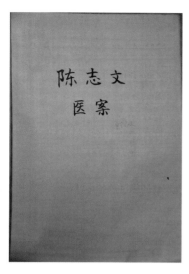
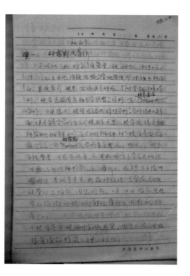
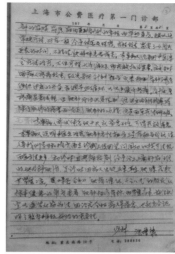

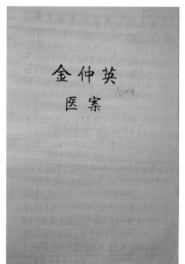
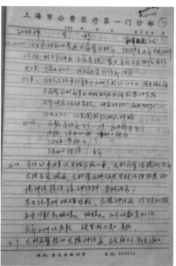
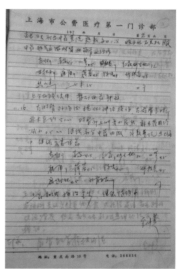

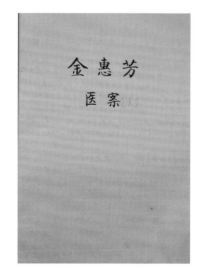
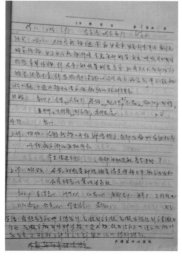

△ 图 3-9（续） 1979—1980 年，施氏伤科陈志文、崔仲樑、金惠芳、金仲英、陈慧珍、石晶明、沈增康、周慧怡等撰写的医案手稿

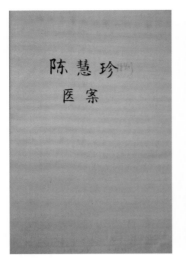
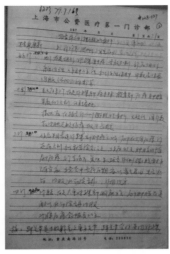
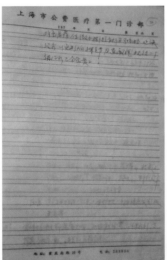
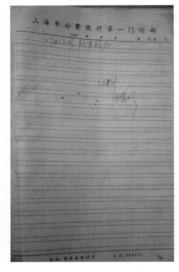
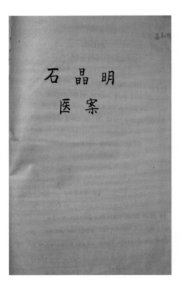
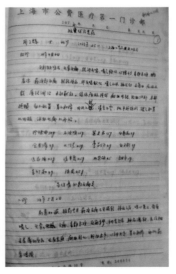
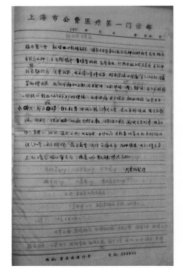

▲ 图 3-9（续） 1979—1980 年，施氏伤科陈志文、崔仲樑、金惠芳、金仲英、陈慧珍、石晶明、沈增康、周慧怡等撰写的医案手稿

四、施氏伤科老物件

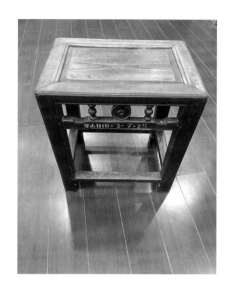

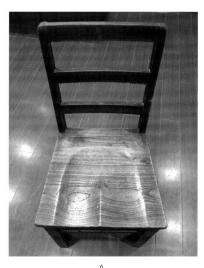

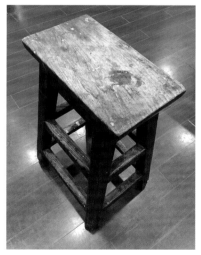

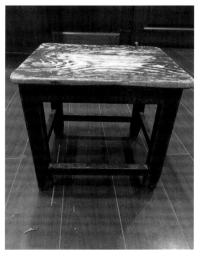

◀ 图 4-1　1949 年以前，卢湾区中心医院
患者就诊用的仿古方凳

A.　　　　　　　　　　B.　　　　　　　　　　C.

▲ 图 4-2　1960—1970 年代，上海市公费第一医疗门诊部用的椅子（A）、双层踏脚凳子（B）；1970 年前，
医生推拿用的矮方凳（C）

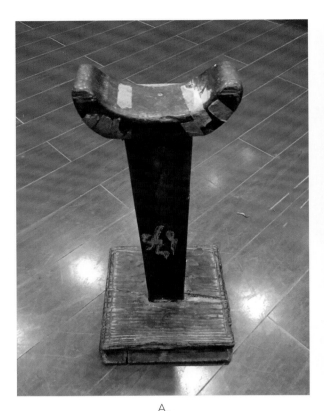

A.

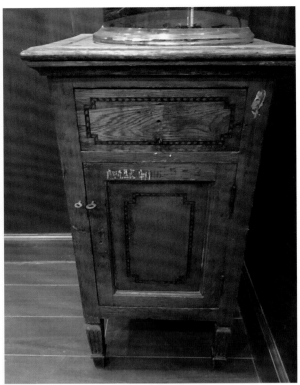

B.

⌃ 图 4-3　1970 年代，卢湾区中心医院患者用的搁脚架（A）、储物柜（B）

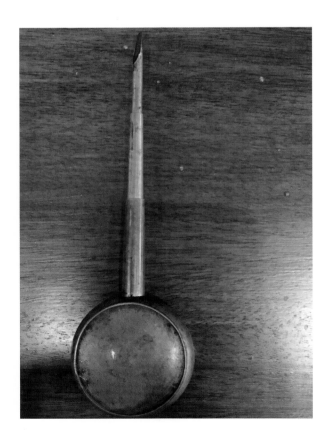

◂ 图 4-4　1970 年代，喉科、外科等吹药用的药鼓
　　　　（朱石门捐赠）

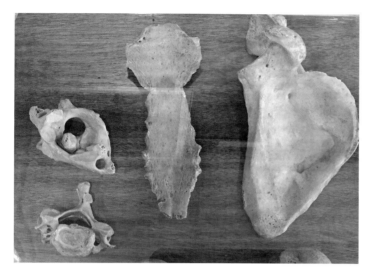
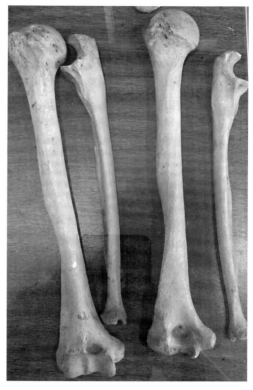

⌃ 图 4-5　1970 年代，供教学用的人体骨骼标本

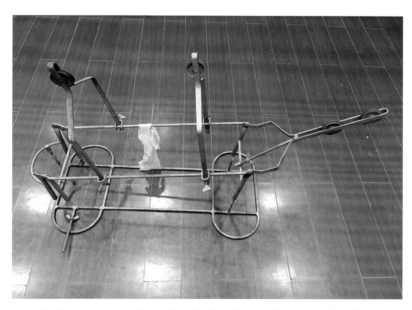

⌃ 图 4-6　1980 年代 施氏伤科治疗下肢骨折用的布朗式架

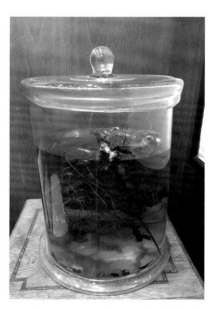

⌃ 图 4-7　1996 年，于河南省采
集的穿山龙标本

五、施氏伤科疗法的传承

　　作为第五代传承人，施维智先生创办了香山中医医院施氏伤科，广收门徒，著书立说，将施氏伤科的理法方药和诊疗经验，传授于其弟子及后人。

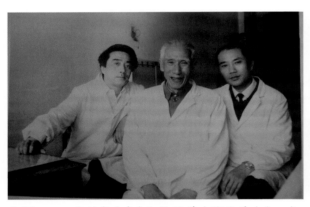

▲ 图5-1　施维智（中）和他的学生张伯禹（左一）、
　　吴云定（右一）

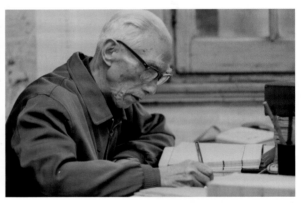

▲ 图5-2　施维智先生工作照（20世纪90年代初）

第六代传承人：

　　吴云定（1944—　），男，上海市名中医，第三批上海市非物质文化遗产施氏伤科代表性传承人，香山中医医院骨伤科主任医师，第一批全国老中医药专家学术经验继承班继承人。1993年起享受国务院颁发的政府津贴，连续二届（1997年、1999年）获"卢湾区优秀拔尖人才"荣誉称号，先后被聘担任世界手法医学会副主席、上海中医药学会理事、上海中医药学会骨伤科分会副主任委员/顾问、上海市盲人医疗按摩中级职称评审委员会委员。担任《上海中医药杂志》编委、上海市"高层次针推伤人才培养计划"指导老师、上海中医药大学兼职教授、硕士研究生导师。弟子有孙波、刘光明、车涛、姚松、王立东等。

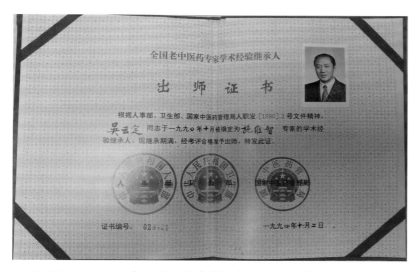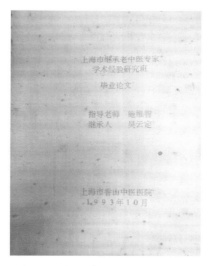

△ 图 5-3　1993 年，吴云定在第一批全国名老中医学术经验继承班的出师证书及毕业论文打印稿

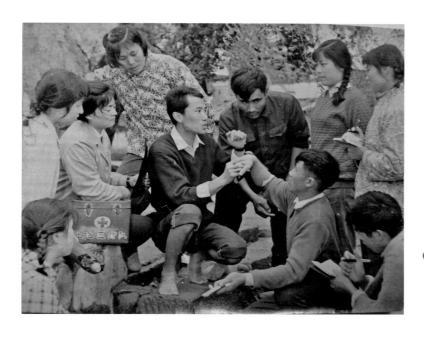

◁ 图 5-4　1976 年 5 月，吴云定作为上海巡回医疗队成员，在江西省余江县西坂大队田头教授骨科技术

　　陈建华（1954—　　），男，主任医师，上海中医药大学硕士研究生导师，全国基层名老中医药专家传承工作室指导老师，第三批上海市非物质文化遗产施氏伤科代表性传承人，香山中医医院施氏伤科研究室主任。获"上海好医生"称号。为上海市中医临床优势专病专科——施氏伤科（腰突症）负责人，卢湾区医学重点专科——施氏伤科负责人，卢湾区卫生系统"骨伤科工作室"负责人。担任中国中医药研究促进会手法诊疗分会副会长，上海市中医药学会骨伤科分会副主任委员，上海市中西医结合学会脊柱医学专业委员会委员，上海市盲人医疗按摩中级职称评审委员会委员。弟子有李辰、邵铮、徐霄、吴彬等。

李麟平（1954—　），男，第四批上海市非物质文化遗产施氏伤科代表性传承人。师从施维智先生20余年，得其临症处方用药之真传。对施氏伤科外用膏药的调配及骨折的包扎固定等多有心得。先后担任上海市卢湾区香山中医医院骨伤科副主任、伤科研究室副主任等职。其弟子有季伟、杨佳裕、王杰等。

第七代传承人：

孙波（1973—　），男，硕士研究生，主任医师。上海中医药大学硕士研究生导师，香山中医医院骨伤科主任，上海市卫生计生系统先进工作者，上海市中医药领军人才，上海市中医专家社区师带徒项目指导老师。获"上海市区域名医提名奖"。获黄浦区领军人才、黄浦区中医药领军人才、黄浦工匠等称号。为上海市中医临床重点学科——中医骨伤科学学科带头人。先后担任中华中医药学会整脊分会常委、亚健康分会委员、疼痛学分会委员；世界中医药学会联合会骨关节专业委员会常务理事、脊柱健康专业委员会常务委员；中国中医药研究促进会手法诊疗分会副会长、

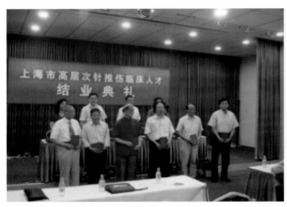

A.

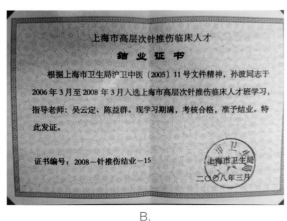

B.

C.

▲ 图5-5　孙波"上海市高层次针推伤临床人才"结业典礼及证书

华山正骨流派分会副会长、骨科分会委员、中医流派分会委员；中华中医学术流派联盟骨伤流派分盟副秘书长；世界手法医学会常务理事；世界中医骨科联合会理事；上海市中医药学会骨伤科分会常务委员兼秘书；上海市中西医结合学会关节专业委员会常委；上海市康复医学会中医骨伤康复专业委员会常委。培养硕士研究生 5 名。弟子有王曙东、娄晓敏、高阳等。

徐丰（1966—　），男，施维智外孙，施氏伤科第七代嫡传，上海沃德医疗中心康复医师。1987年，徐丰毕业于苏州医学院临床专业（现苏州大学医学部），1987 年起工作于上海市第六人民医院，在工作的同时随外祖父施维智学习家传的施氏伤科，前后共 7 年。1994 年起赴日本留学，师从名古屋大学总长滨口道成教授，获名古屋大学医学博士。毕业后利用施氏伤科的技术在日本开业行医。2004—2005 年担任日本丰田橄榄球队特邀队医。2011 年回国后，先后在盛和康复诊所和沃德医疗中心工作。擅长将家传中医跌打损伤技术和现代医

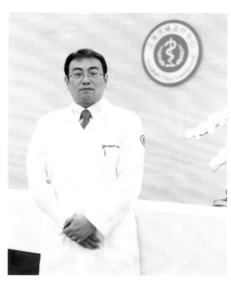

▲ 图 5-6　施维智外孙徐丰

▼ 图 5-7　施氏伤科全体医师合影

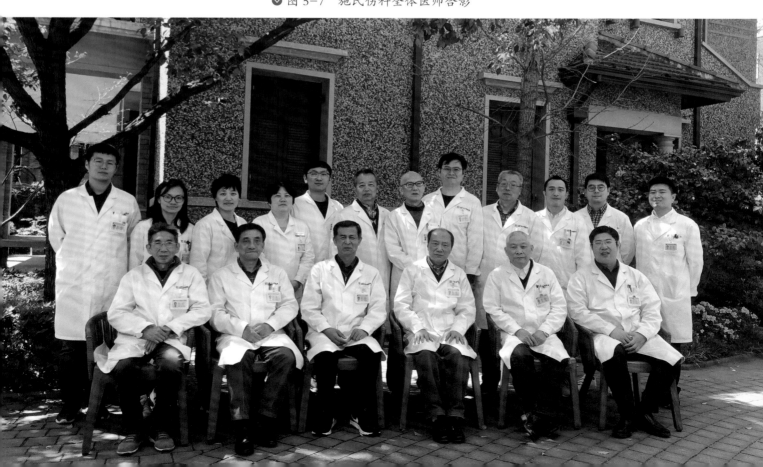

学运动损伤治疗相结合，形成其独特的治疗风格，注重手法、施氏传统伤药和现代物理治疗相结合，追求以非口服药物和创伤方法治疗各种运动损伤。

刘光明（1978—　），男，硕士研究生，主任医师，上海中医药大学硕士研究生导师，上海市黄浦区香山中医医院骨伤科副主任。第六批全国名老中医药专家学术经验继承班学员。现为世界中医药学会联合会骨关节疾病专业委员会理事，中国中医药研究促进会手法诊疗分会常务委员，上海市中医药学会骨伤科分会委员，上海市康复医学会肌肉骨骼专业委员会委员。

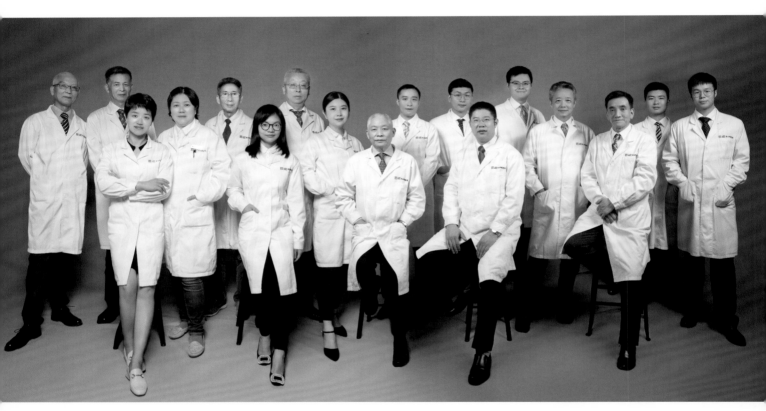

△ 图 5-8　施氏伤科集体照

六、各类题词、书法

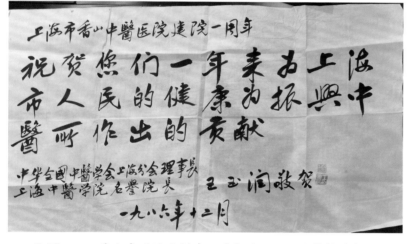

△ 图6-1　香山中医医院创建一周年时，王玉润教授的贺词

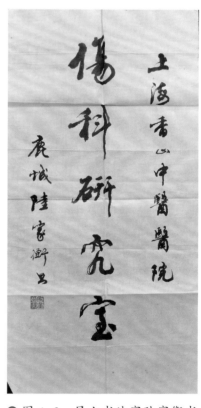

△ 图6-2　昆山书法家陆家衡书写的"伤科研究室"

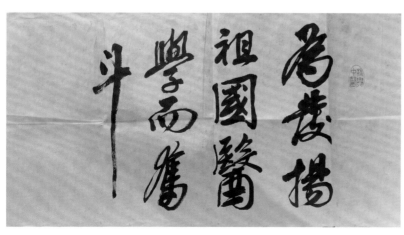

△ 图6-3　书法作品：为发扬祖国医药学而奋斗
（作者待考）

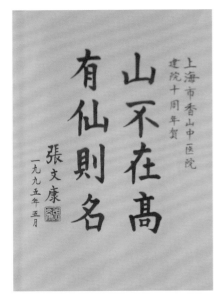
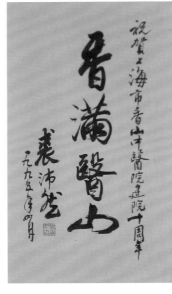
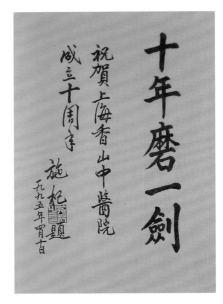

山不在高
有仙则名

上海市香山中医医院
建院十周年贺

一九九五年五月
张文康

祝贺上海市香山中医医院建院十周年

香满医山

一九九五年四月
袁沛坚

十年磨一剑

祝贺上海香山中医医院
成立十周年

一九九五年胃古
施杞题

△ 图 6-4 香山中医医院建院 10 周年时名家题词

香山中医医院二十年之路，凝聚着几代领导和中医
工作者的心血。希望能在新的平台上发扬光大中医的传
统，围绕"科教兴市"的主战略，出成绩，出新人。

周禹鹏

二〇〇五年十二月三十日

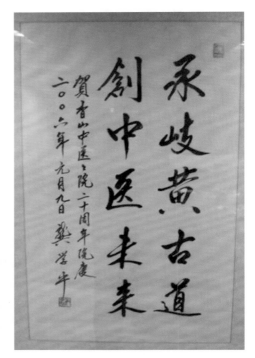

承岐黄古道
创中医未来

贺香山中医院二十周年院庆

二〇〇六年元月九日 龚学平

△ 图 6-5 香山中医医院建院 20 周年时，上海市领导周禹鹏、龚学平题词

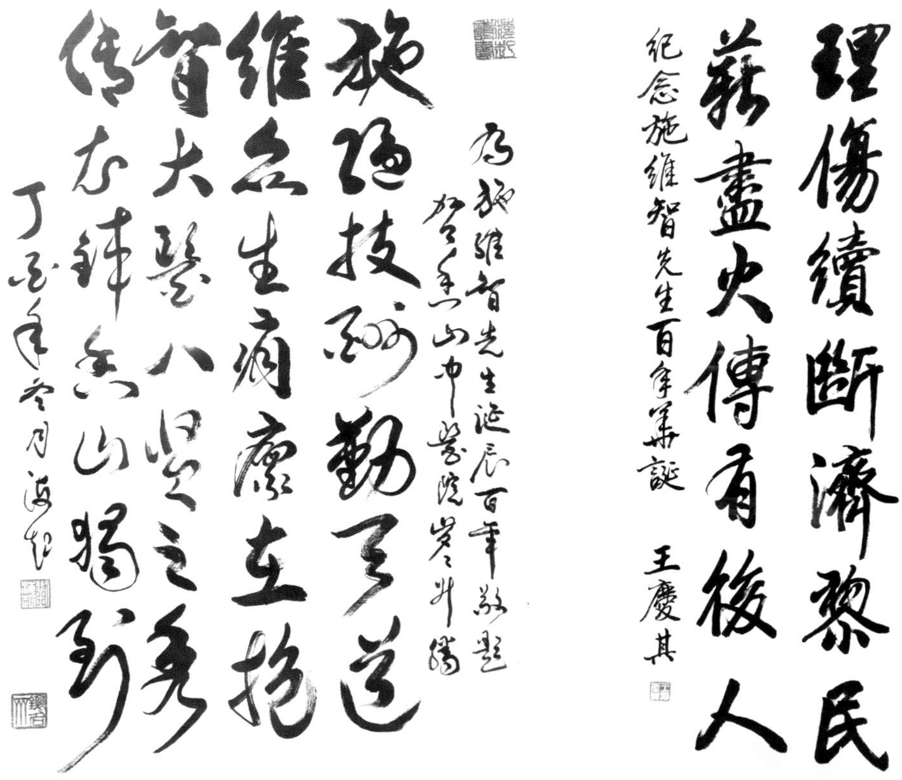

理傷續斷濟黎民
薪盡火傳有後人
纪念施维智先生百年华诞　王慶其

狄鞭技術勤求道
維血生病廔定抱
智大聚……
傳在……无山……
丁酉……海起

▲ 图6-6　施维智诞辰100周年之时，刘海起教授、王庆其教授题词

骨傷大師　海派名醫
纪念施维智先生百年诞辰
施杞敬书　丁酉十月

後世師表　百年傷科
纪念施维智先生诞辰一百周年
韦贵康　丁酉冬

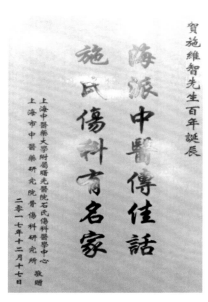

海派中醫傳佳話
施氏傷科育名家
贺施维智先生百年诞辰
上海中医药大学附属曙光医院石氏伤科医学中心
上海市中医药研究院骨伤科研究所　敬赠
二零一七年十二月十七日

▲ 图6-7　施维智诞辰100周年之时，施杞教授、国医大师韦贵康教授题词；詹红生教授赠送牌匾

七、出版著作

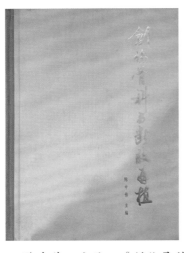

▲ 图 7-1　陈中伟，主编，《创伤骨科与断肢再植》（吴云定，参编）

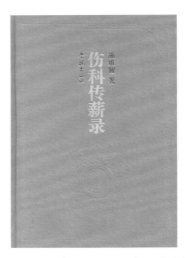

▲ 图 7-2　施维智，主编，《伤科传薪录》

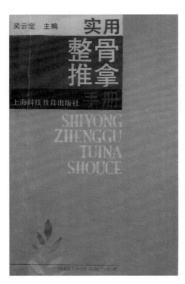
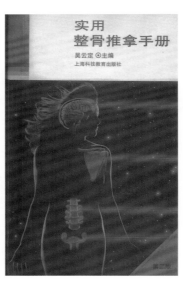

▲ 图 7-3　吴云定，主编，《实用整骨推拿手册》（第一版、第二版）

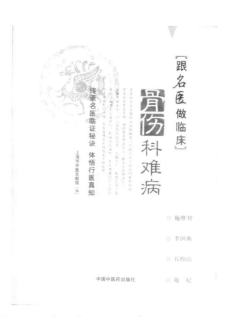

△ 图 7-4　吴云定，主编，《跟名医做临床·骨伤科难病》

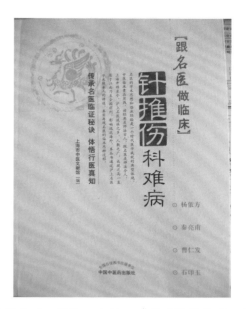

△ 图 7-5　孙波，主编，《跟名医做临床·针推伤科难病》

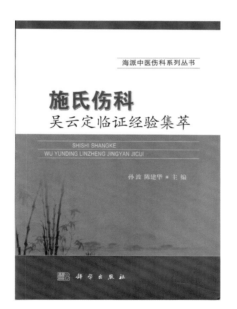

△ 图 7-6　孙波、陈建华，主编，《施氏伤科吴云定临证经验集萃》

八、授权专利

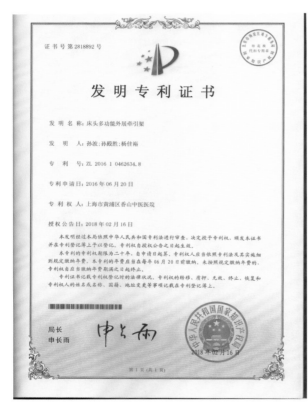

▲ 图 8-1　床头多功能外展牵引架

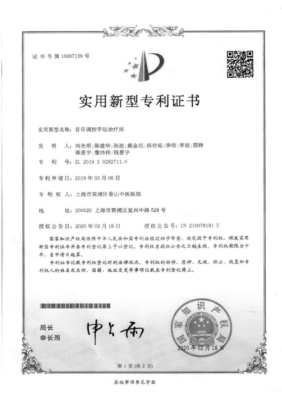

▲ 图 8-2　音乐调控手法治疗床

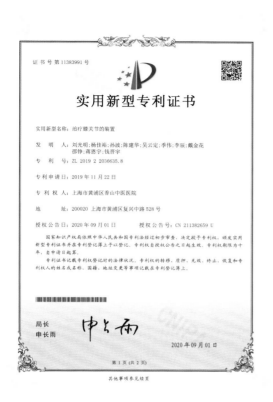

▲ 图 8-3　治疗膝关节的装置

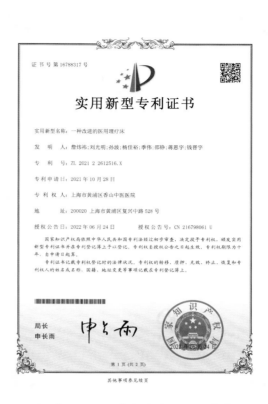

▲ 图 8-4　一种改进的医用理疗床

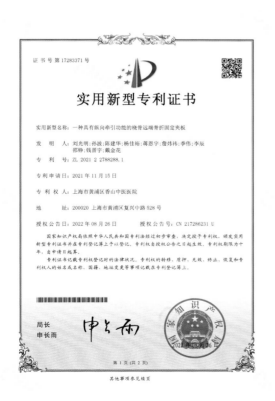

▲ 图 8-5　一种具有纵向牵引功能的桡骨远端固定夹板

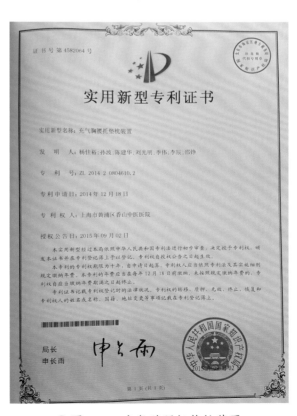

▲ 图 8-6　充气胸腰托垫枕装置

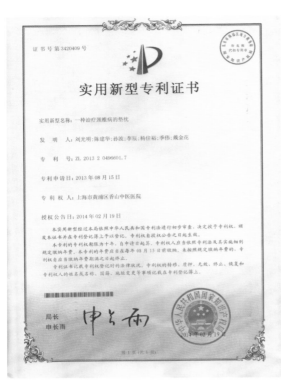

▲ 图 8-7　一种治疗颈椎病的垫枕

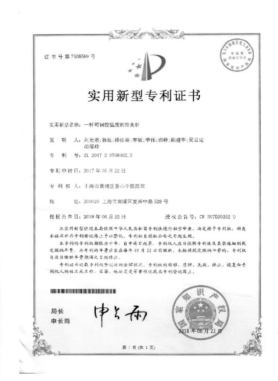

▲ 图 8-8　一种可调控温度的针灸针

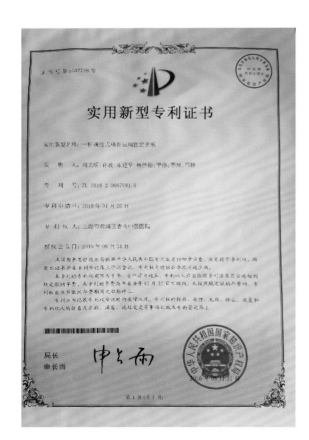

▲ 图 8-9　一种调控式桡骨远端固定夹板

九、施氏伤科早期发表的论文

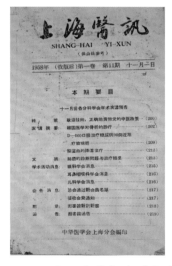

▲ 图 9-1 1958 年，施维智在《上海医讯》
发表了《祖国医学对骨折的诊疗》

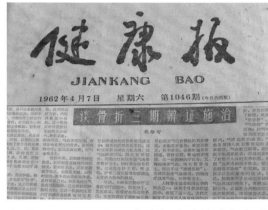

▲ 图 9-2 1962 年，施维智在《健康报》发
表了《谈骨折三期辨证施治》

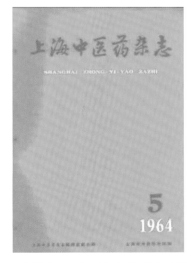

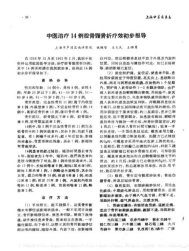

▲ 图 9-3 1964 年，施维智在《上海中医药杂志》发表了《中医治疗 14 例股骨颈骨折疗效初步报导》

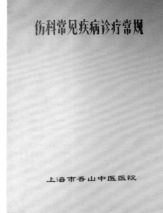

A. 运用阴阳学说在伤科临床实践的体会；B. 阴阳五行学说在伤科临床上的运用；C. 闭合性损伤的中医分类述要；D. 骨折证治；E. 30 例股骨颈囊内骨折中医治疗探讨；F. 建设十周年论文汇编（医论的题字为王个簃所书）；G. 施氏伤科制订的《伤科常见疾病诊疗常规》

⚈ 图 9-4　香山中医医院部分论文汇编

十、荣誉、奖励

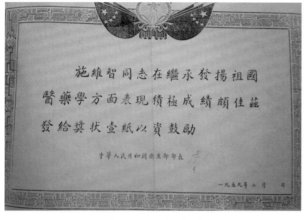

△ 图 10-1　1959 年，施维智获得中华人民共和国卫生部部长李德全签发的奖状

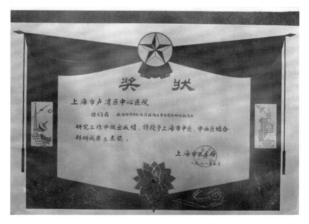

△ 图 10-2　1981 年，"施维智老中医治疗损伤关节内骨折的经验简介"研究获得上海市中医、中西医结合科研成果三等奖

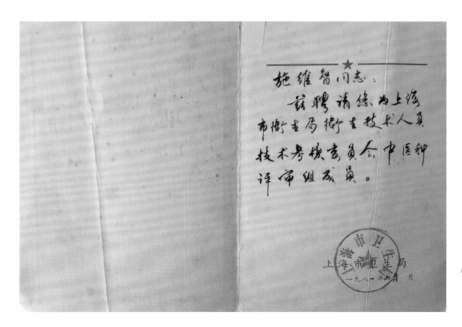

◁ 图 10-3　1981 年，上海市卫生局聘施维智为中医科评审组成员

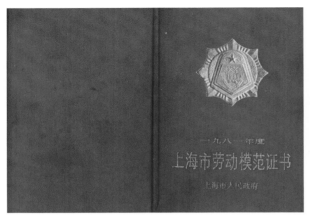
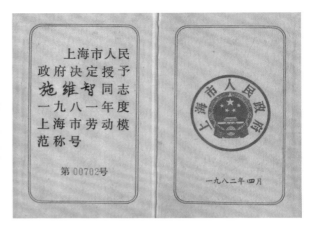

▲ 图 10-4　1982 年，施维智获得"上海市劳动模范"称号

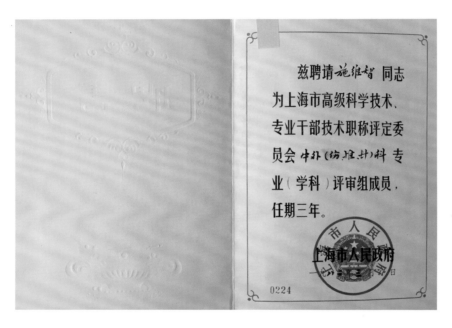

◀ 图 10-5　1982 年，上海市人民政府聘施维智为上海市高级科学技术、专业干部技术职称评定委员会中外（伤、推、针）科专业（学科）评审组成员

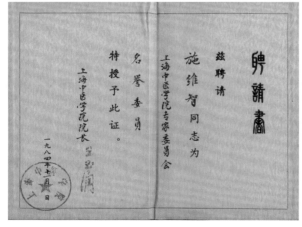

▲ 图 10-6　1984 年，施维智被聘为上海中医学院专家委员会名誉委员

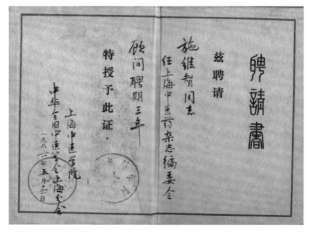

▲ 图 10-7　1986 年，施维智被聘为《上海中医药杂志》编委会顾问

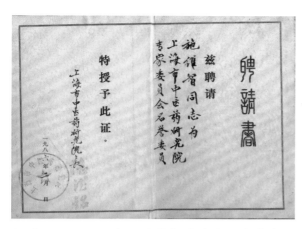

△ 图 10-8 1986 年，施维智被聘为上海市中医药研究院专家委员会名誉委员

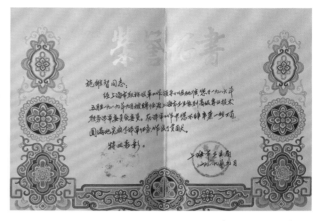

△ 图 10-9 1989 年，上海市卫生局表彰施维智在上海市卫生系统高级技术职务评审委员会工作中的贡献

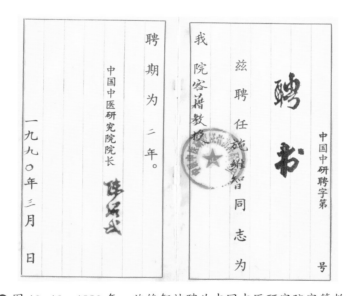

△ 图 10-10 1990 年，施维智被聘为中国中医研究院客籍教授

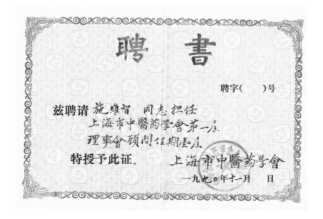

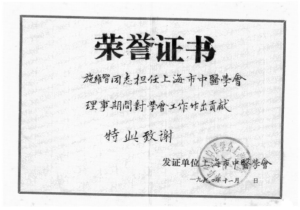

△ 图 10-11 1990 年，施维智被聘为上海市中医药学会第一届理事会顾问

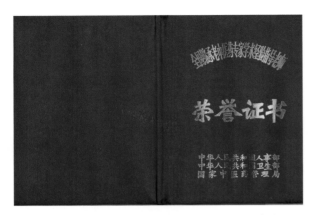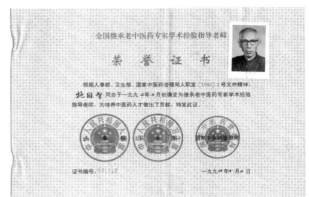

▲ 图 10-12　1990 年，施维智获颁国家人事部、卫生部、国家中医药管理局"全国继承老中医药专家学术经验指导老师"荣誉证书

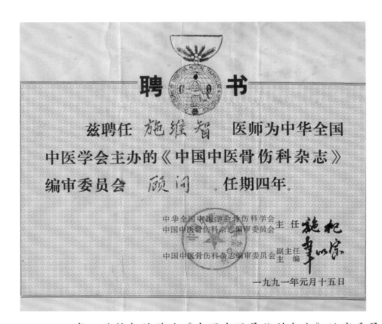

▲ 图 10-13　1991 年，施维智被聘为《中国中医骨伤科杂志》编审委员会顾问

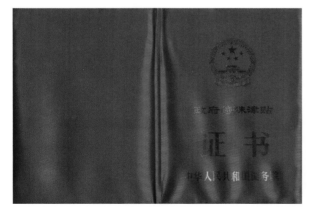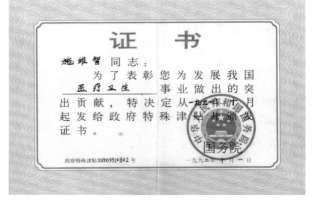

▲ 图 10-14　1992 年，施维智获颁国务院政府特殊津贴证书

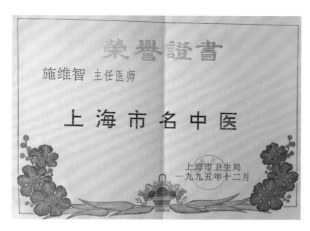
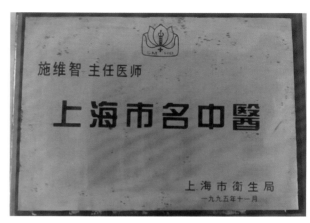

△ 图 10-15　1995 年，施维智被评为首届"上海市名中医"

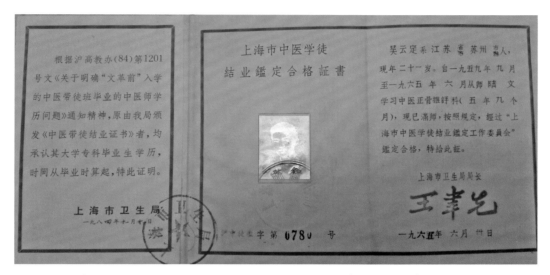

△ 图 10-16　1959 年 9 月至 1965 年 6 月，吴云定师从陆文先生学习正骨推拿的结业证书，并由上海市卫生局承认为大学专科学历

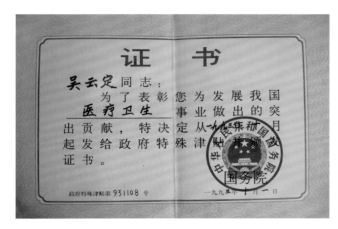

△ 图 10-17　1993 年，吴云定获颁国务院政府特殊津贴

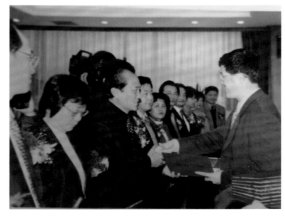

△ 图 10-18　1997 年，卢湾区区长张载养为吴云定颁发"卢湾区拔尖人才"证书

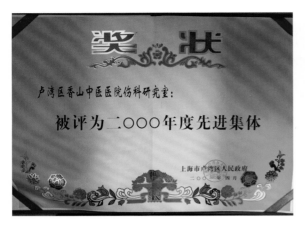

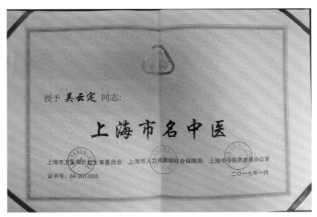

△ 图 10-19 2001 年 4 月，伤科研究室被上海市卢湾区人民政府评为"先进集体"荣誉

△ 图 10-20 2017 年，吴云定被授予"上海市名中医"

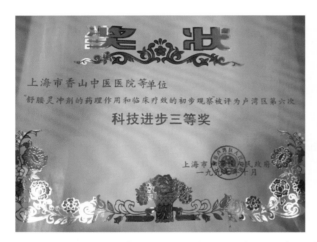

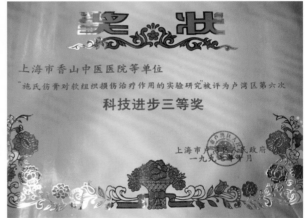

△ 图 10-21 1997 年 10 月，"舒腰灵冲剂的药理作用和临床疗效的初步观察""施氏伤膏对软组织损伤治疗作用的实验研究"均被上海市卢湾区人民政府评为卢湾区第六次科技进步三等奖

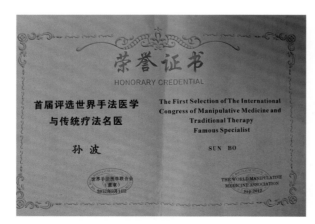

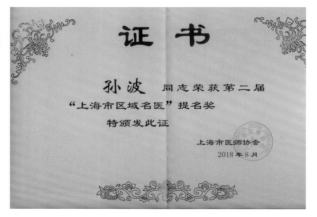

△ 图 10-22 2012 年，孙波被世界手法医学联合会评选为"世界手法医学与传统疗法名医"

△ 图 10-23 2018 年，孙波荣获上海市医师协会颁发的"上海市区域名医"提名奖

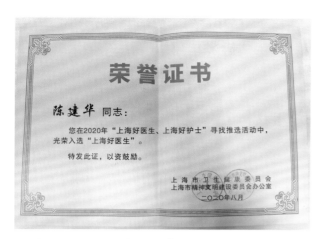

△ 图 10-24　2020 年，陈建华被上海市卫生健康委员会、上海市精神文明建设委员会办公室推选为"上海好医生"

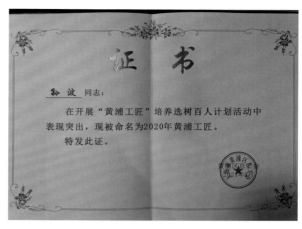

△ 图 10-25　2021 年，孙波被黄浦区总工会命名为"黄浦工匠"

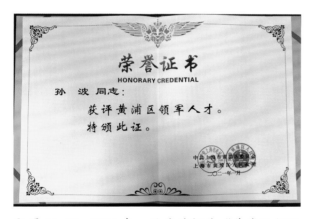

△ 图 10-26　2021 年，孙波被评为"黄浦区领军人才"

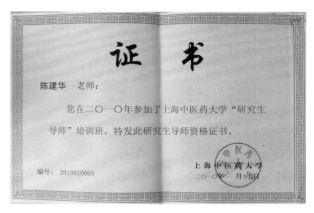

△ 图 10-27　2010 年，陈建华获上海中医药大学硕士研究生导师资格

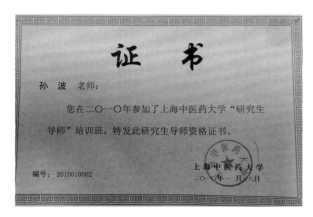

△ 图 10-28　2010 年，孙波获上海中医药大学硕士研究生导师资格

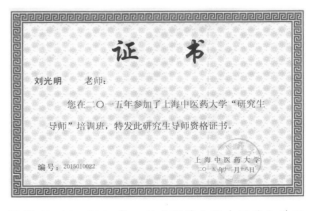

△ 图 10-29　2015 年，刘光明获上海中医药大学硕士研究生导师资格

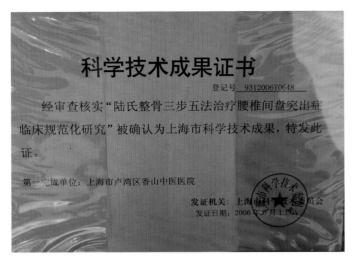

○ 图 10-30 2006 年，"陆氏整骨三步五法
治疗腰椎间盘突出症临床规范化研究"被
确认为上海市科学技术成果

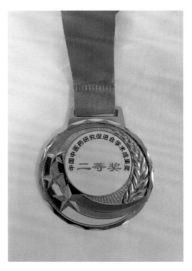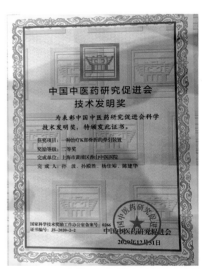

▲ 图 10-31 2020 年，《施氏伤科吴云定临证经验集萃》和"一种治疗髋部骨折的牵引装置"技术发明
分别获中国中医药研究促进会学术成果奖二等奖、技术发明奖二等奖

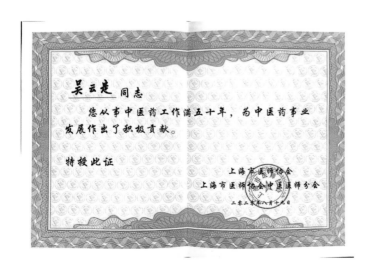

○ 图 10-32 2020 年 12 月 15 日，上海市医
师协会、上海市医师协会中医医师分会为
吴云定颁发"从事中医药工作满 50 年，
为中医药事业发展作出了积极贡献"证书

十一、学科建设情况

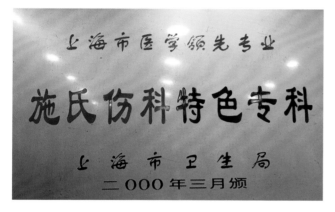

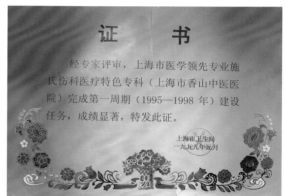

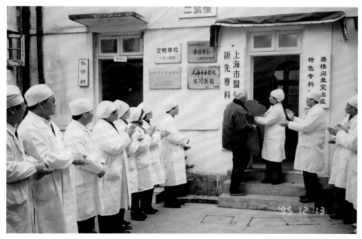

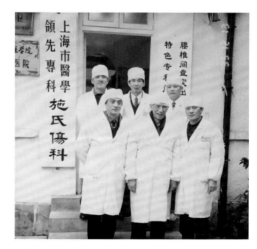

△ 图 11-1　1995 年，施氏伤科入选上海市医学领先专科建设项目

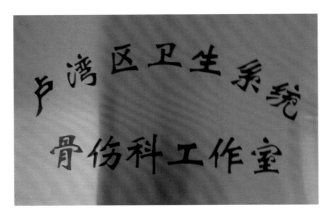 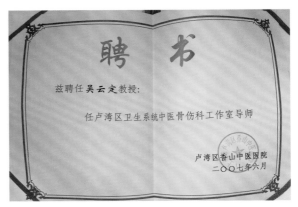

△ 图 11-2 2007 年，施氏伤科入选卢湾区卫生系统骨伤科工作室建设

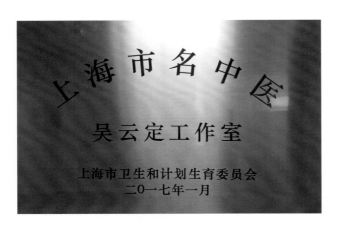

△ 图 11-3 2017 年，吴云定工作室入选上海市卫计委上海市名中医

△ 图 11-4 2019 年，中医骨伤科入选上海市中医专科医师规范化培训协同基地

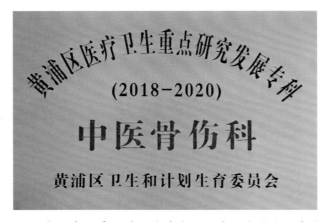

△ 图 11-5 2018 年，中医骨伤科入选黄浦区医疗卫生重点研究发展专科建设

十二、非遗文化及传承

2010 年，施氏伤科疗法入选为第二批上海市卢湾区非物质文化遗产保护名录，施氏伤科陈列室建成，位于香山中医医院 1 号楼 3 楼。

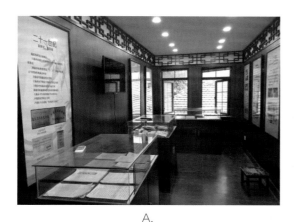

A.

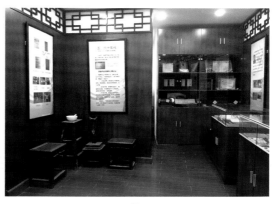

B.

︽ 图 12-1　施氏伤科陈列室

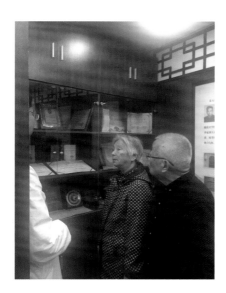

◀ 图 12-2　施维智先生的女儿施懿德及女婿徐炳勋参观施氏伤科陈列室

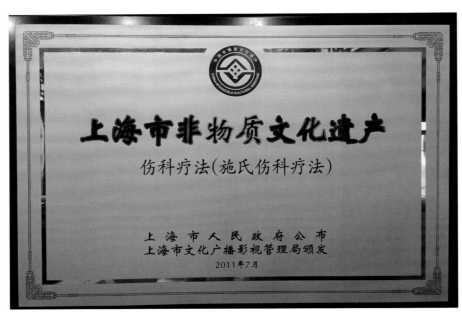

︿ 图 12-3 2011 年 7 月，施氏伤科疗法入选第三批上海市非物质文化遗产保护名录

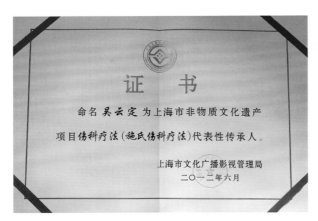 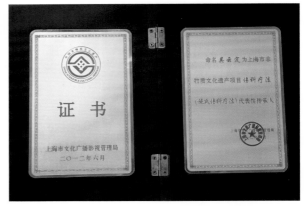

︿ 图 12-4 2012 年 6 月，吴云定被命名为第三批上海市非物质文化遗产项目施氏伤科疗法代表性传承人

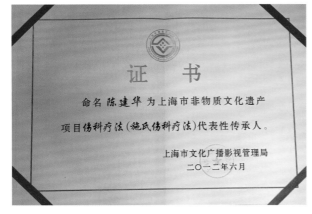 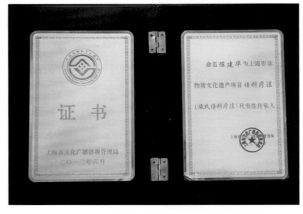

︿ 图 12-5 2012 年 6 月，陈建华被命名为第三批上海市非物质文化遗产项目施氏伤科疗法代表性传承人

图话施氏伤科

TU HUA SHI SHI SHANG KE

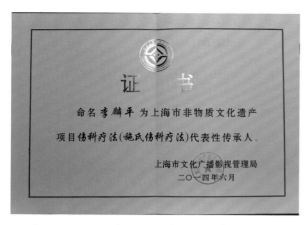
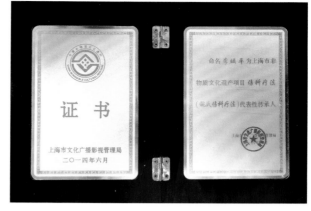

▲ 图 12-6　2014 年 6 月,李麟平被命名为第四批上海市非物质文化遗产项目施氏伤科疗法代表性传承人

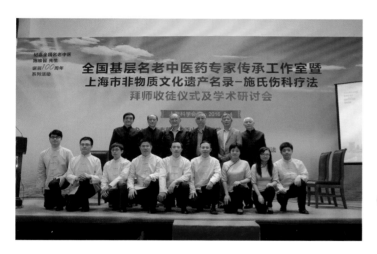

◀ 图 12-7　全国基层名老中医药专家传承工作室暨上海市非遗项目施氏伤科疗法拜师收徒仪室合照

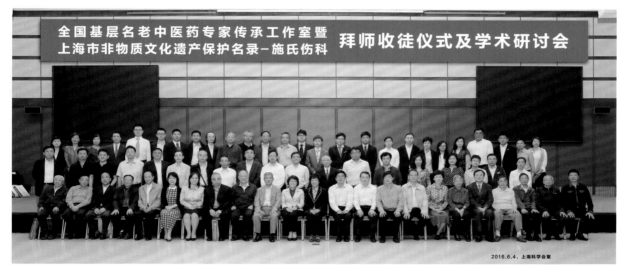

▲ 图 12-8　2016 年 6 月 4 日,上海市非物质文化遗产施氏伤科疗法拜师收徒仪式在上海科学会堂隆重举办。上海市卫健委副主任、上海市中医药发展办公室主任郑锦,上海市黄浦区副区长程宵玉,上海市名中医石印玉、陆金根、赵国定,中共上海市委组织部王冶勇处长,黄浦区卫健系统代表,施维智家属、早年学生,以及上海市中医骨伤界代表等参加了见证仪式

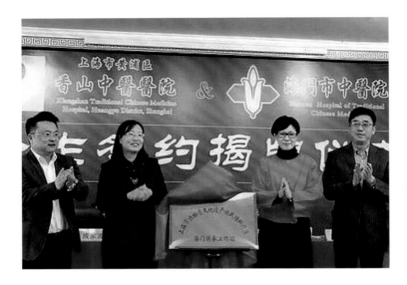

图 12-9　2017 年，上海市黄浦区副区长李原、江苏省海门市副市长黄静、黄浦区卫健委主任田卓平、海门市卫健委主任成东波为工作站揭牌

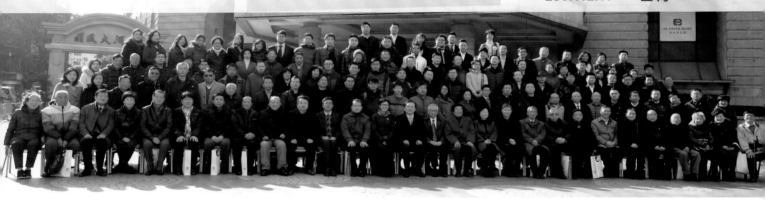

全国名老中医施维智先生诞辰100周年纪念大会

2017.12.17——上海

图 12-10　2017 年 12 月 17 日，全国名老中医施维智先生诞辰 100 周年纪念大会，在上海光大国际会展中心隆重举办

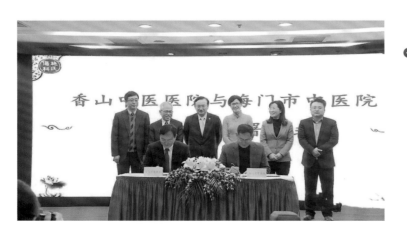

图 12-11　上海市黄浦区香山中医医院院长王炜、江苏省海门市中医院院长顾自强在合作协议上签约；上海中医药大学校长徐建光、上海市黄浦区副区长李原、上海市卫健委副主任 / 上海市中医药发展办公室主任张怀琼、江苏省海门市副市长黄静、上海市黄浦区卫健委主任田卓平、江苏省海门市卫健委主任成东波见证合作签字仪式

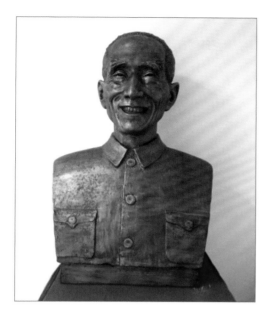

设计师：谢艾格、庄金俊

尺寸：铜像高 85 厘米，宽约 60 厘米，底座高度 90 厘米

正面：施维智 1917—1998

制作工艺：泥塑造像，翻模成型，紫铜浇铸而成

⊼ 图 12-12 2017 年 12 月，施维智先生半身铜像落成

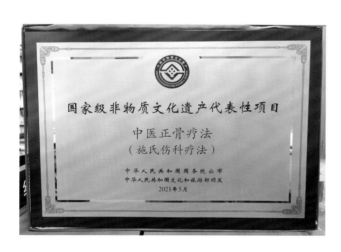

◀ 图 12-13 2021 年 5 月，施氏伤科疗法入选第五批国家级非物质文化遗产代表性项目

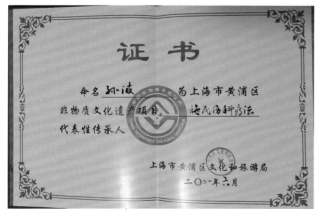

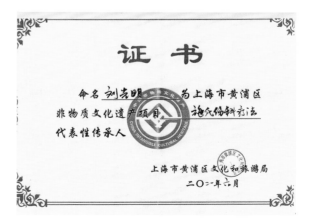

⊼ 图 12-14 2021 年 6 月，孙波、刘光明被命名为第九批上海市黄浦区非物质文化遗产项目施氏伤科疗法代表性传承人

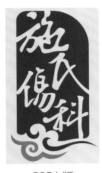
2021 版

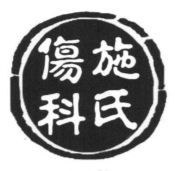
2016 版

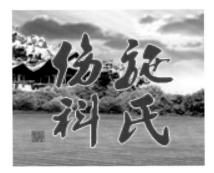
2016 版

︿ 图 12-15　2021 年，施氏伤科新的 LOGO 正式发布

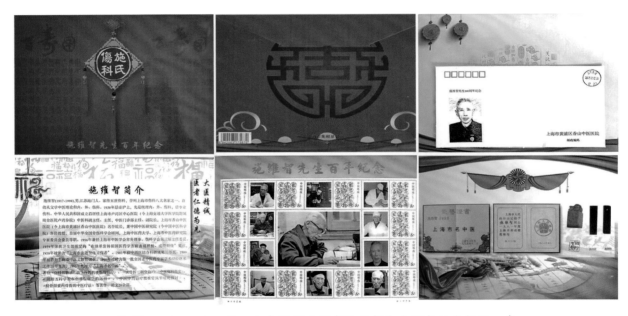

︿ 图 12-16　2017 年，由中国邮政发布施维智先生百年纪念邮折一套

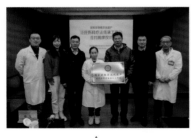
A.

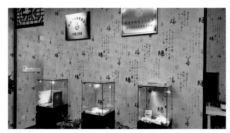
B.

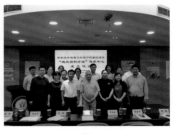
C.

︿ 图 12-17　设立了国家级非物质文化遗产施氏伤科疗法、彭浦新村社区、豫园社区南东社区等传承工作站

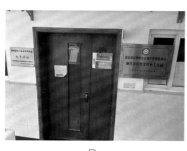
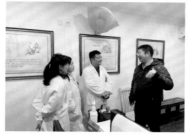
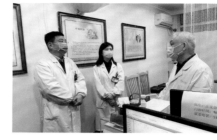

D.　　　　　　　　　　　E.　　　　　　　　　　　F.

⌃ 图 12-17（续）　设立了国家级非物质文化遗产施氏伤科疗法、彭浦新村社区、豫园社区南东社区等传承工作站

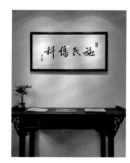
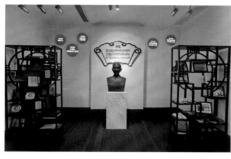
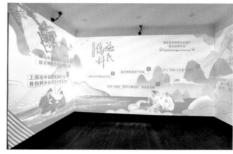

A.　　　　　　　　　　　B.　　　　　　　　　　　C.

⌃ 图 12-18　2022 年 1 月，于复兴中路 510 号三楼，施氏伤科文化展示厅建成

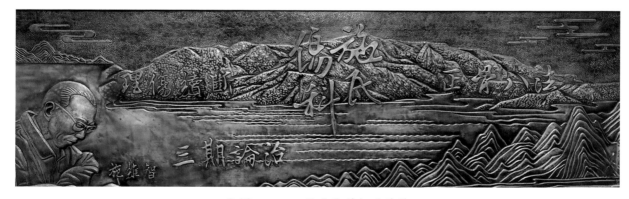

⌃ 图 12-19　施氏伤科铜质浮雕

十三、施氏伤科内外用药物、手法及器具图片

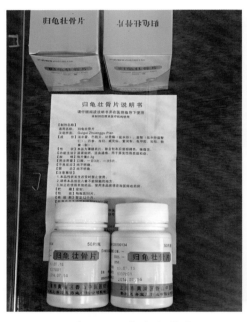

△ 图 13-1　归龟壮骨片

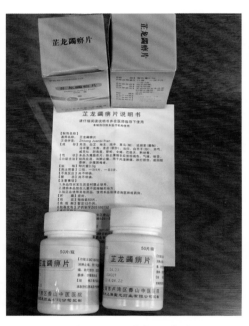

△ 图 13-2　芷龙蠲痹片

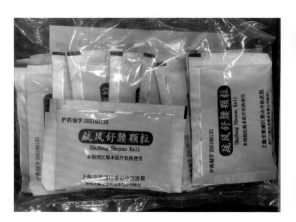

△ 图 13-3　疏风舒腰颗粒

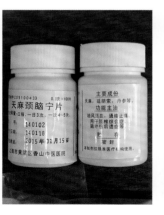

△ 图 13-4　天麻颈脑宁片

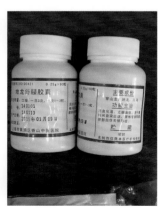

△ 图 13-5　地龙舒腰胶囊

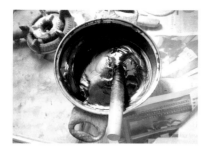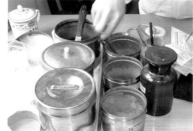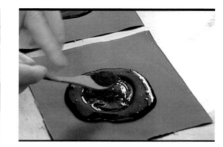

△ 图 13-6　施氏宿伤膏

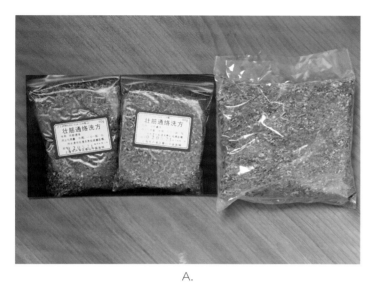

A.

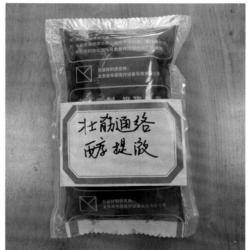

B.

△ 图 13-7　壮筋通络洗方

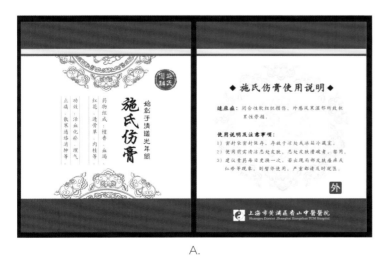

A.

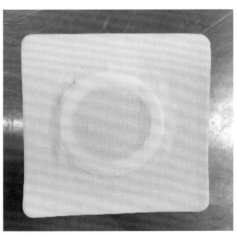

B.

△ 图 13-8　施氏伤膏

施氏伤科内外用药物、手法及器具图片

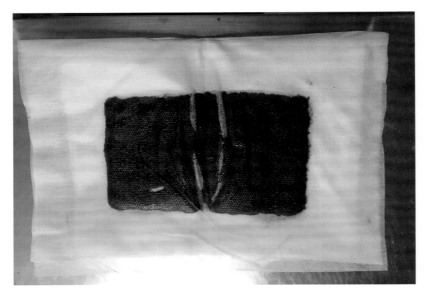

△ 图 13-9 施氏吊伤膏

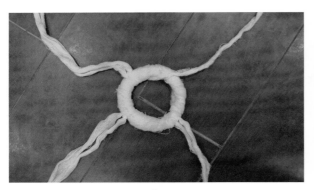

A.

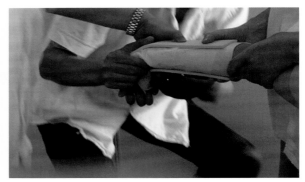

B.

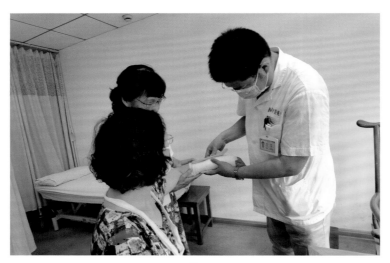

C.

△ 图 13-10 抱膝器（俗称"八爪鱼"）（A），前臂骨折手法复位夹板固定照片（B、C）

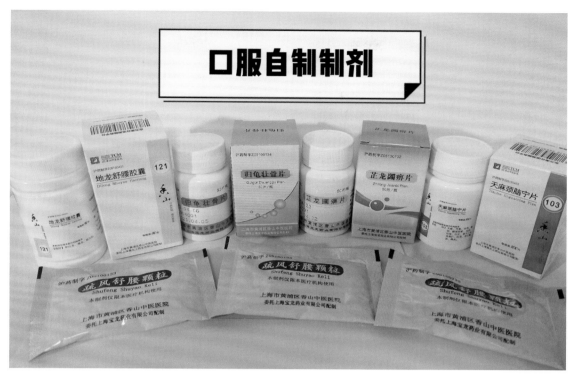

△ 图 13-11　口服自制制剂

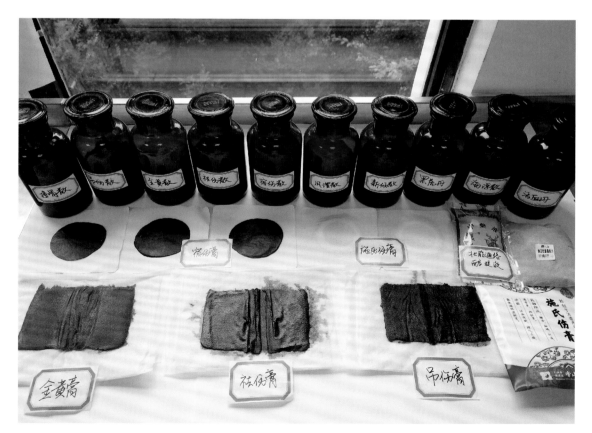

△ 图 13-12　外用自制制剂

施氏伤科内外用药物、手法及器具图片

067

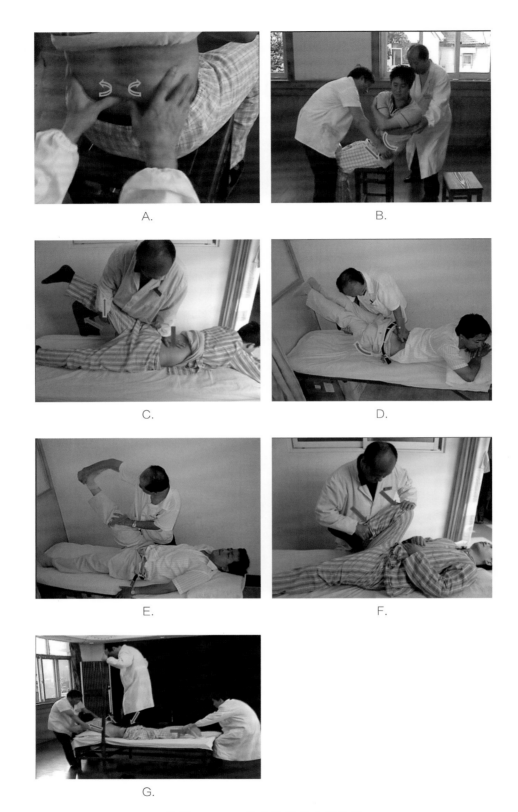

⚠ 图 13-13 施氏伤科手法操作图

A. 拇指推揉法；B. 坐位绞腰法；C. 提单腿压腰法；D. 提双腿压腰法；E. 足背屈法；F. 屈髋屈膝牵拉法；
G. 徒手牵引下踩踏法

十四、流派交流互鉴

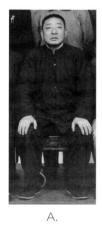
A.
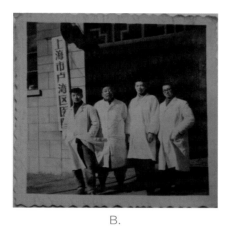
B.
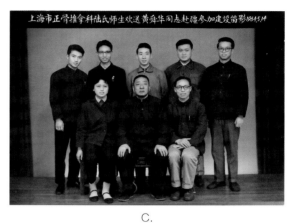
C.

△ 图 14-1 沪上整骨推拿名家陆文，为吴云定的授业恩师

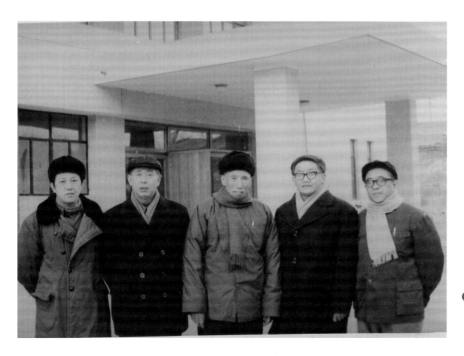

◀ 图 14-2 1980 年代，施维智与吴诚德、李国衡、石仰山及陈志文在一起

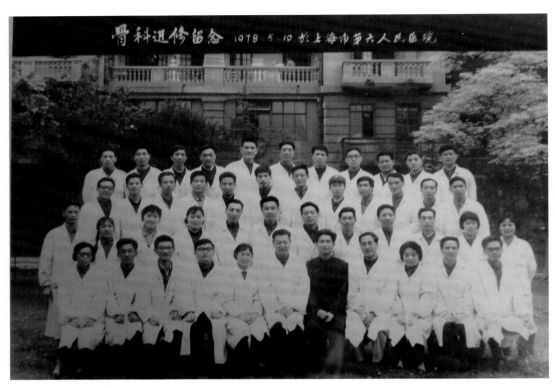

▲ 图 14-3　1977、1978 年，吴云定（第三排右三）在上海市第六人民医院骨科跟随陈中伟教授进修

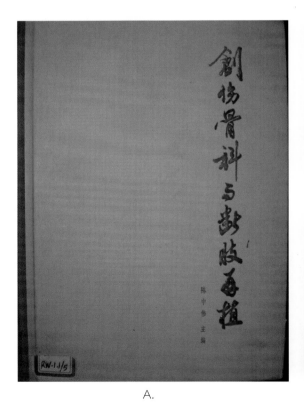

A.

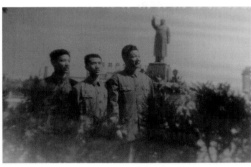

B.

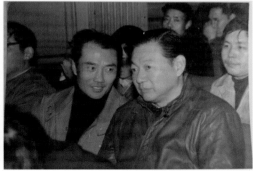

C.

▲ 图 14-4　1970 年代，吴云定跟随陈中伟教授编著《创伤骨科与断肢再植》（A），并赴全国各地听取意见（B）。1986 年，香山中医医院成立 1 周年时，陈中伟前来祝贺（C）

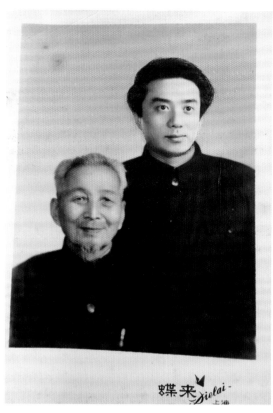

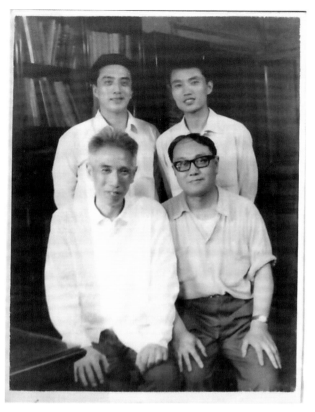

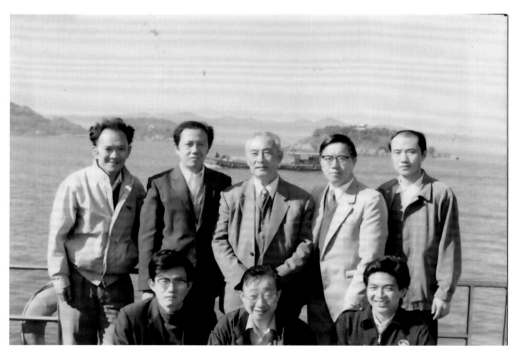

⚠ 图 14-5　张伯禹与魏指薪合影

⚠ 图 14-6　1975 年，张伯禹（后左）、吴云定（后右）、施维智（前左）、胡彭寿（前右）合影

⚠ 图 14-7　1988 年 11 月，于无锡，参加全国伤科会议部分代表合影（前排左一杜宁；后排左一石印玉，左二陈志文，右二施杞，右一吴云定）

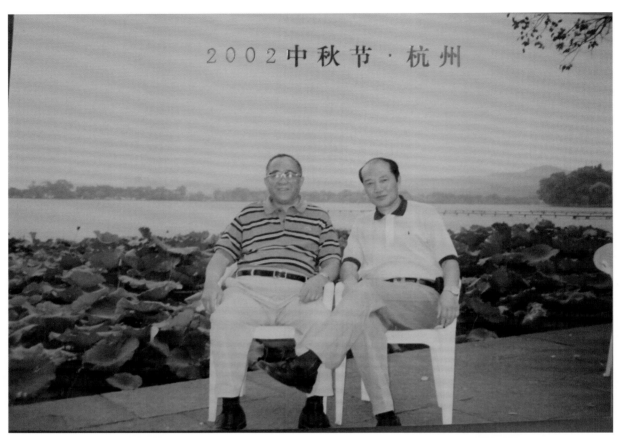

▲ 图 14-8　2002 年，中秋节，吴云定（右）与石仰山在杭州合影

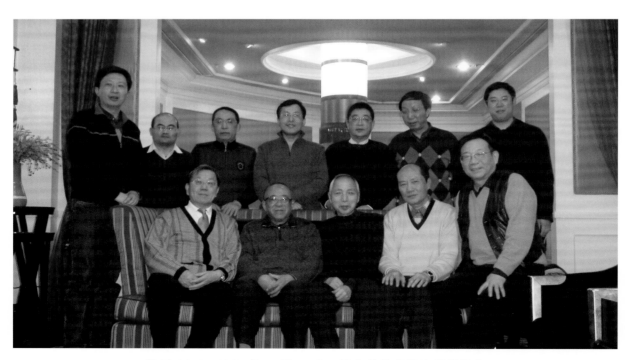

▲ 图 14-9　2010 年 12 月 17 日，沪上骨伤名家迎新茶话会

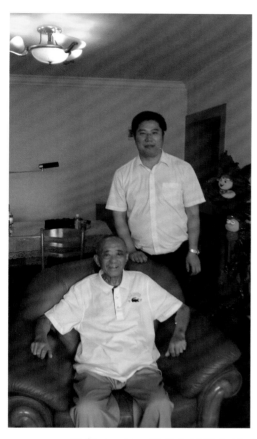

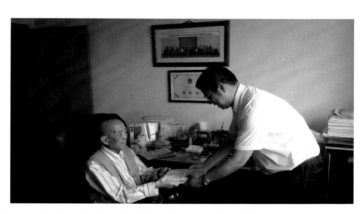

△ 图 14-10　孙波与国医大师石仰山于其家中合影，并赠书《华山正骨典藏》一部

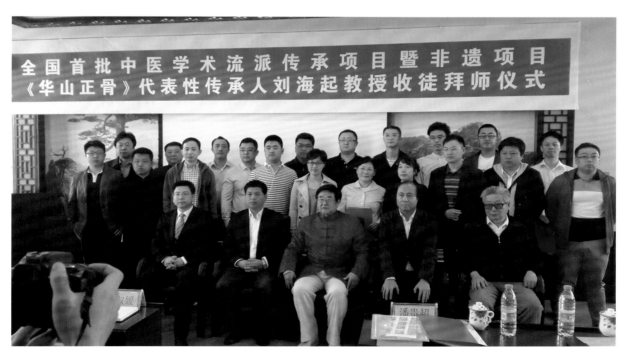

△ 图 14-11　车涛、刘光明、杨佳裕入选全国首批中医学术流派传承项目暨拜师辽宁省非物质文化遗产
项目《华山正骨疗法》代表性传承人刘海起教授（前排中）为师，合影留念

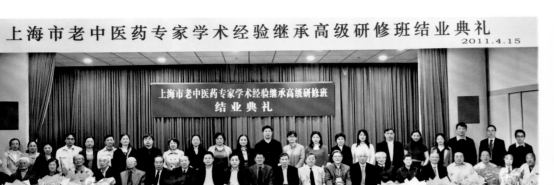
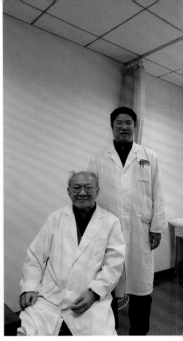

A.　　　　　　　　　　　　　　　　　　　　　　　　　B.

⌃ 图 14-12　孙波，入选上海市老中医药专家学术经验继承高级研修班，拜师石印玉教授（一排右五），集体合影

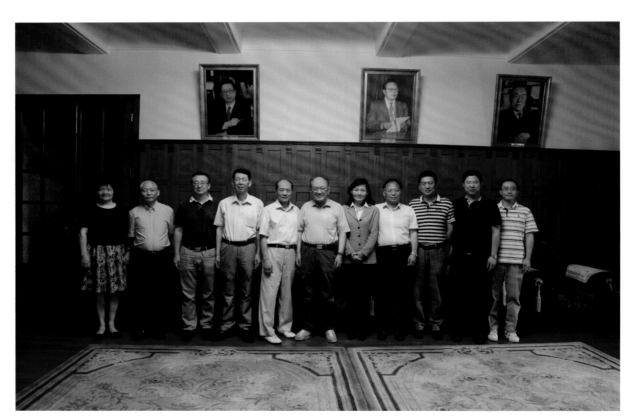

⌃ 图 14-13　2016 年 6 月 26 日，在举办国家级中医药继续教育学习班期间，各骨伤流派专家在上海科学会堂海洋厅合影

十五、各类宣传报道

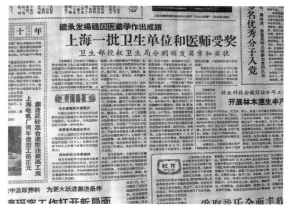

△ 图 15-1　1959 年 3 月 10 日，《文汇报》报
道了卫生部授权上海市卫生局颁发奖章和奖
状给在继承发扬祖国医药学做出成绩的单位
和个人。施维智在列

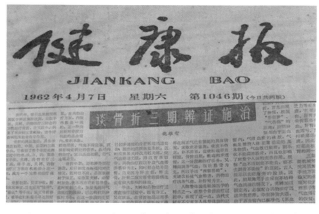

△ 图 15-2　1962 年，《健康报》第 1046 期详细介绍
施维智先生的"谈骨折三期辨证施治"

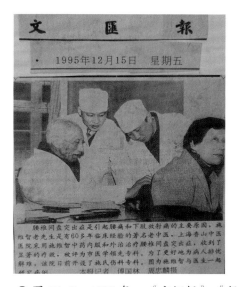

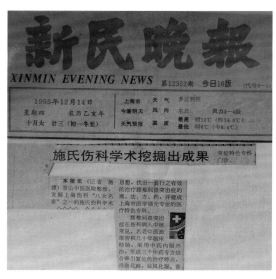

△ 图 15-3　1995 年，《文汇报》《新民晚报》报道施氏伤科被评为市医学领先专科

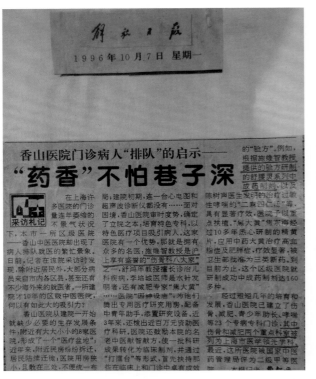

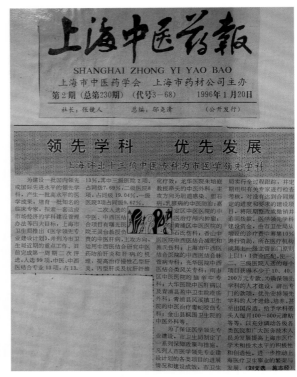

△ 图 15-4　1996 年，《解放日报》《上海中医药报》对施氏伤科的报道

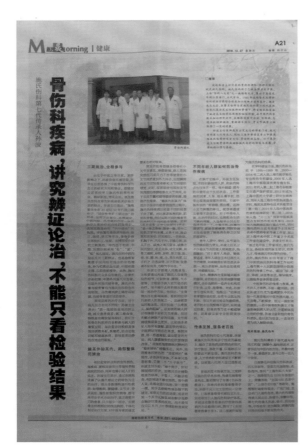

◁ 图 15-5　2018 年 12 月 27 日，《新闻晨报》
采访报道施氏伤科孙波

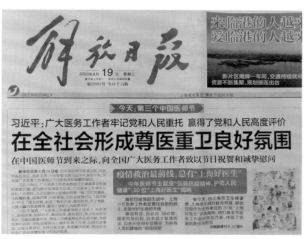

A.

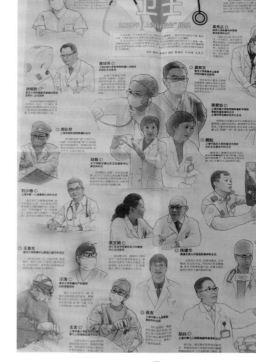

B.

▲ 图 15-6　2020 年 8 月 19 日，《解放日报》对"上海好医生"的报道，陈建华入选

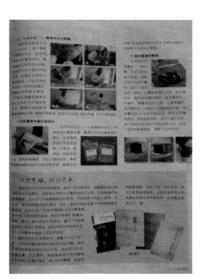

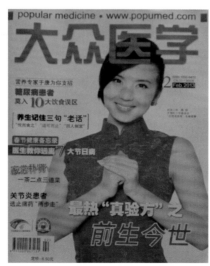

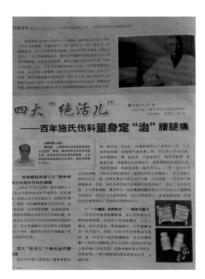

▲ 图 15-7　2013 年，《大众医学》刊登四大"绝活儿"——百年施氏伤科量身"定治"腰腿痛

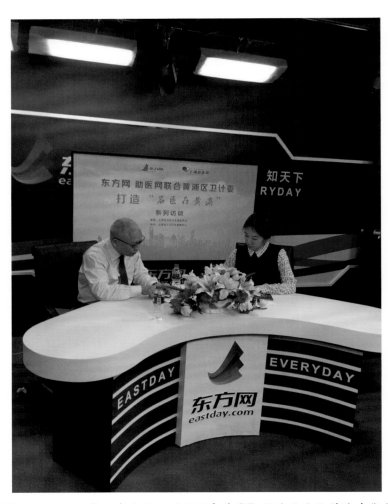

▲ 图 15-8　2017 年，东方网，"名医在黄浦"访谈施氏伤科陈建华主任

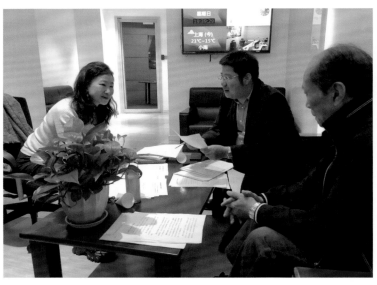

▲ 图 15-9　2020 年，上海人民广播电台 FM89.9 长三角之声——"长三角人物周刊"访谈施氏伤科吴云
　　定、孙波主任

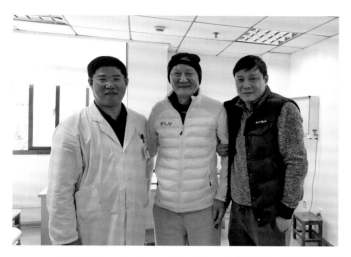
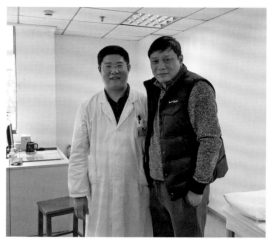

▲ 图 15-10　2019 年 1 月，沪上足坛名宿范九林、范志毅父子来孙波主任处就诊后合影

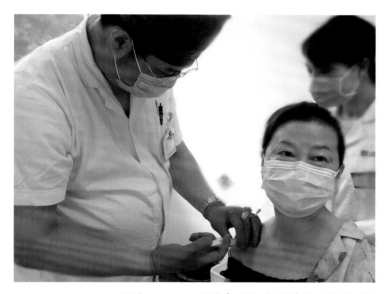
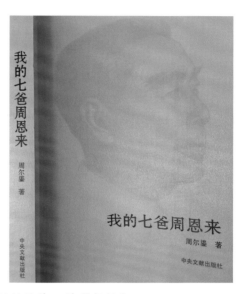

▲ 图 15-11　周恩来侄孙女周蓉女士于孙波主任处就诊，并赠书留念

十六、各级领导参观、调研

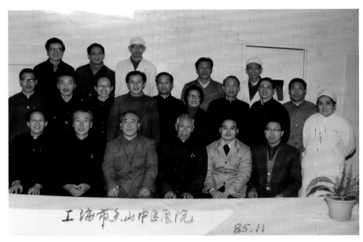

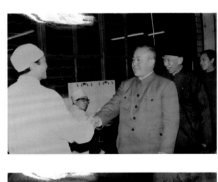
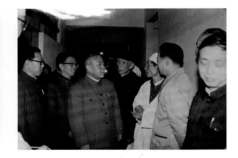
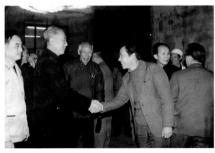
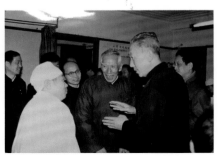

⚠ 图 16-1　1985 年，上海市香山中医医院创建之时，卫生部（现国家卫健委）胡熙明副部长、中医司田景福司长率团视察、指导工作

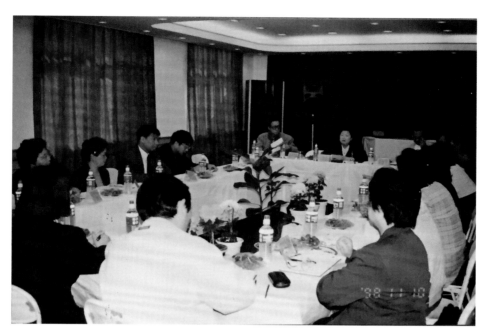

⋀ 图 16-2　1998 年，上海市副市长左焕琛来香山中医医院调研工作

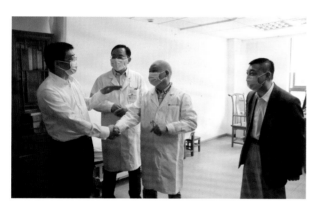 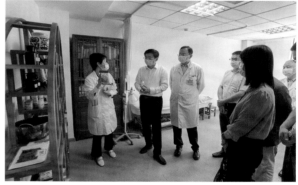

⋀ 图 16-3　2021 年 5 月，国家中医药管理局局长于文明来香山中医医院施氏伤科参观及指导工作

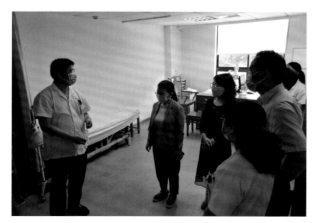 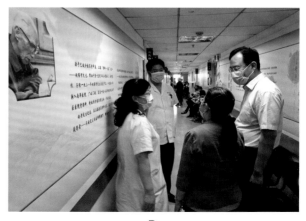

A.　　　　　　　　　　　　　　　　　B.

⋀ 图 16-4　2021 年 6 月 22 日，黄浦区纪委书记白爱军调研施氏伤科

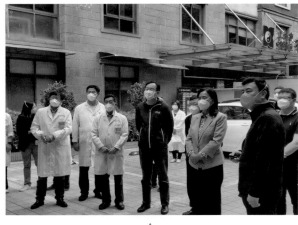
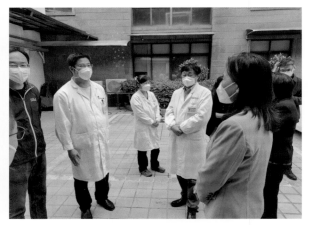

A.   B.

⌃ 图 16-5　2022 年，国家卫生健康委员会党组成员、国家中医药管理局党组书记余艳红来香山中医医院调研及视察工作

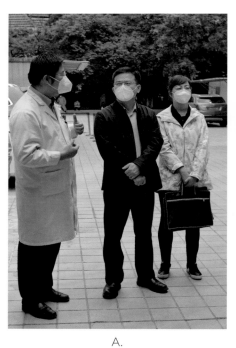
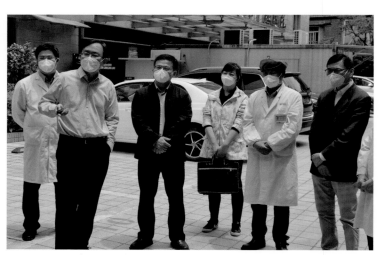

A.   B.

⌃ 图 16-6　2022 年，国家中医药管理局医政司严华国副司长调研指导工作

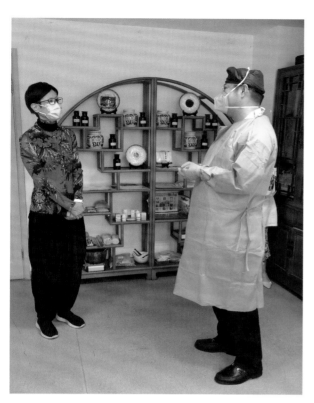

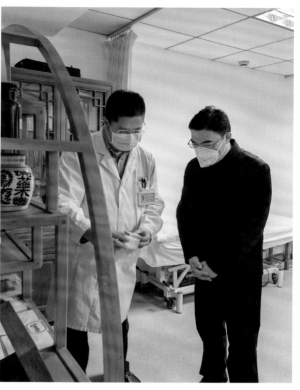

∧ 图 16-7 2022 年 8 月，黄浦区政协副主席李原带队调研施氏伤科

∧ 图 16-8 2022 年 12 月，上海市委组织部组织一处贾超副处长调研施氏伤科

附录一　施氏伤科传承谱系

第一代　施镇仓

第二代　施端葵、施墨香、施简如、施兴葵

第三代　施秀康

第四代　施源昌、施源亮

第五代　施维智、施康孙

第六代　陈志文、崔仲樑、吴云定、施述祖、施祖同、黄震西
　　　　王佛勇、张伯禹、吴謌駋、金惠芳、陈建华、李麟平
　　　　王林元、牛守国、钱钧乐；施瑜民、朱元培

第七代　孙波、刘光明、徐丰、车涛、姚松、王立东

第八代　……

（注：红色字体为主要传承人；咖啡色字体为施源亮这一支，目前在上海市静安区江宁路社区
　　　卫生服务中心工作；黄色字体为施维智的侄子和外孙）

附录二　施氏伤科历代学术成就和荣誉榜

一、荣誉榜

（1）嵩山区政协——施维智（委员，第一届 1955 年，1956 年并入卢湾区）

（2）卢湾区政协——施维智（委员，第二届；常委，第三届—第六届）；

陈志文（常委，第七、八届）；

吴云定（委员，第九、十届）；

王志泉（委员，第十一、十二届）。

（3）卢湾区人大——施维智（代表，第三届 1958—1961）。

（4）上海市先进卫生工作者——施维智，1959 年；

孙　波，2018 年。

（5）上海市劳动模范——施维智，1981 年。

（6）首批全国急需继承的 500 名老中医——施维智，1990 年。

（7）国务院政府特殊津贴——施维智，1991 年；

吴云定，1993 年。

（8）上海市中医文献馆馆员——施维智，1993 年。

（9）上海市名中医——施维智，1995 年；

吴云定，2017 年。

（10）中国农工民主党卢湾区委员会——陈志文（副主委、主委）。

（11）卢湾区优秀拔尖人才——吴云定，1996 年。

（12）卢湾区人民政府"先进集体"称号——伤科研究室，2000 年。

（13）上海中医药大学硕士研究生导师——陈建华，2010 年；

孙　波，2010 年；

刘光明，2015 年。

（14）上海市非物质文化遗产项目代表性传承人——吴云定，2012 年；

陈建华，2012 年；

李麟平，2014 年。

（15）黄浦区青年岗位能手——杨佳裕，2018 年。

（16）上海好医生——陈建华，2021 年。

（17）黄浦区领军人才——孙波，2021 年。

（18）黄浦工匠——孙波，2021 年。

（19）黄浦区非物质文化遗产项目代表性传承人——孙　波，2021 年；

刘光明，2021 年。

二、学科建设

（1）上海市医学领先专业医疗特色专科——施氏伤科，吴云定，1995 年、1999 年。

（2）卢湾区医学重点专科——施氏伤科，陈建华，2004 年。

（3）卢湾区卫生系统"骨伤科工作室"，陈建华，2006 年。

（4）上海市中医临床优势专病专科——腰突症专病，陈建华，2008 年。

（5）上海中医药大学硕士研究生培养点——中医骨伤科学，2009 年。

（6）上海市非物质文化遗产代表性项目名录——施氏伤科疗法，2011 年。

（7）上海市中医临床重点学科——中医骨伤科学，陈建华、孙波，2012 年。

（8）海派中医流派及特色技术扶植项目——施氏伤科，陈建华、孙波、吴云定，

2012 年、2015 年。

（9）全国基层名老中医药专家传承工作室——陈建华，2015 年。

（10）上海市名老中医学术经验研究工作室——吴云定，2017 年。

（11）黄浦区医疗卫生重点研究发展专科——中医骨伤科，孙波，2018 年。

（12）黄浦区名医名师工作室——中医骨伤科，孙波，2018 年。

（13）上海市中医专科（骨伤科）医师规范化培训协同基地——孙波，2019 年。

（14）国家级非物质文化遗产代表性项目名录——施氏伤科疗法，2021 年。

三、获奖情况

（1）施维智——1959 年，荣获卫生部颁发的"在继承发扬祖国医药学方面表现
积极、成绩颇佳"奖状。

（2）陈志文——1981 年，"施维智老中医治疗损伤关节面骨折之经验"获上海

市中医、中西医结合科研成果三等奖。

（3）施维智——1981 年，"中医药治疗腰椎管狭窄症"获上海市中医、中西医结合科研成果四等奖。

（4）施维智——1997 年，《伤科传薪录》获卢湾区第六届科技进步二等奖。

（5）吴云定——1997 年，"舒腰灵冲剂的药理作用和临床疗效的初步观察"获卢湾区第六届科技进步三等奖。

（6）李麟平——1997 年，"施氏伤膏对软组织损伤治疗作用的实验研究"获卢湾区第六届科技进步三等奖。

（7）吴云定——1999 年，《实用整骨推拿手册》获卢湾区第七届科技进步二等奖。

（8）陈建华——2008 年，"陆氏整骨三步五法治疗腰突症临床规范化研究"获世界中医骨科联合会颁发的"尚天裕国际科技奖"优秀论文二等奖。

（9）孙波——2008 年，"腰椎间盘突出症个体化评估和中医优化治疗"获世界中医骨科联合会颁发的"尚天裕国际科技奖"优秀论文二等奖。

（10）孙波——2021 年，"一种治疗髋部骨折的牵引装置"获中国中医药研究促进会技术发明奖二等奖。

（11）孙波、陈建华——2021 年，《施氏伤科吴云定临证经验集萃》获中国中医药研究促进会学术成果奖二等奖。

四、著作

（1）吴云定——《实用整骨推拿手册》（第二版），1995 年，上海科技教育出版社。

（2）施维智——《伤科传薪录》，1997 年，学林出版社。

（3）吴云定——《跟名医作临床·骨伤科难病》，2009 年，中国中医药出版社。

（4）孙　波——《跟名医作临床·针推伤科难病》，2011 年，中国中医药出版社。

（5）孙波、陈建华——《施氏伤科吴云定临证经验集萃》，2019 年，科学出版社。

五、学术团体任职

（1）中华中医药学会——施维智（骨伤科分会，顾问）；

孙　波（整脊分会，委员、常委；疼痛学分会，委员；

亚健康分会，委员；治未病分会，委员）；

刘光明（骨伤科分会，青年委员）。

（2）中国中医药研究促进会——吴云定（手法诊疗分会，顾问）；

陈建华（手法诊疗分会，副会长）；

孙　波（手法诊疗分会，副会长；华山正骨流派
分会，副会长；骨科专委会，委员）；

刘光明（手法诊疗分会，委员；华山正骨流派
分会，理事）；

杨佳裕（华山正骨流派分会，常务理事）；

季　伟（手法诊疗分会，青年委员；骨科分会，
青年委员）。

（3）中国民间中医医药研究开发协会——陈建华（确有专长分会，副会长）；

孙　波（确有专长分会，副秘书长）。

（4）世界中医药学会联合会——孙　波（脊柱健康专委会，常务理事；骨关节
专委会，常务理事）；

刘光明（骨关节专委会，理事）。

（5）世界手法医学会——吴云定（副主席）；

孙　波（常务理事、副秘书长）。

（6）上海中医药学会——施维智（常务理事；骨伤科分会，副主任委员、主任
委员）；

吴云定（理事；骨伤科分会，副主任委员、顾问）；

陈建华（骨伤科分会，委员、副主任委员）；

孙　波（骨伤科分会，秘书、委员、常委；亚健康分
会，委员；学术流派分会，委员）；

王志泉（骨伤科分会，委员、常委）；

刘光明（骨伤科分会，委员；亚健康分会，委员；学
术流派分会，委员）；

杨佳裕（骨伤科分会，委员；学术流派分会，委员；
亚健康分会，委员）；

季　伟（骨伤科分会，青年委员）；

李　辰（骨伤科分会，青年委员）。

（7）上海市中西医结合学会——陈建华（脊柱医学专委会，委员）；

孙　波（脊柱医学专委会，委员；关节病专委

会，委员；软组织专委会，委员）；

杨佳裕（软组织专委会，委员；关节病专委会，

青年委员）；

刘光明（关节病专委会，青年委员）。

（8）上海市康复医学会——孙　波（中医骨伤康复专委会，常委）；

杨佳裕（中医骨伤康复专委会，青年委员）；

李　辰（中医骨伤康复专委会，青年委员）。

（9）《上海中医药杂志》——施维智，编委；

吴云定，编委。

（10）《中国临床实用医学》——孙　波，编委。

六、入选各级人才培养项目

（1）全国老中医药专家学术经验继承班——吴云定、张伯禹（第一批）；

刘光明（第六批）；

杨佳裕、季伟（第七批）。

（2）全国中医临床特色技术传承骨干人才培训项目——杨佳裕。

（3）上海市高层次针推伤人才培养项目——孙波。

（4）上海市老中医药专家学术经验继承高级研修班——孙波。

（5）上海市优秀青年中医临床人才培养——孙波。

（6）上海市中医药事业三年行动计划"中医专门人才"培养——刘光明。

（7）上海市中医药事业三年行动计划"杏林新星"人才项目——杨佳裕。

（8）上海市中医药领军人才——孙波。

（9）卢湾区卫生系统"1·1·5"人才培养项目——孙波。

（10）卢湾区卫生系统学科带头人培养计划——孙波。

（11）黄浦区中医药领军人才——孙波。

（12）黄浦区卫生系统拔尖人才——刘光明。

（13）黄浦区优秀青年人才——刘光明。

（14）黄浦区卫生系统骨干人才——杨佳裕、季伟。

（15）黄浦区青年医师培养计划——季伟。